U0267887

北京理工大学"双一流"建设精品出版工程

YOGA

大学健身瑜伽教程
——慕课版（第2版）

王娟 贾国鹏 蔡晓竹 刘海英 王丹 ◎ 编著

北京理工大学出版社
BEIJING INSTITUTE OF TECHNOLOGY PRESS

版权专有　侵权必究

图书在版编目（CIP）数据

大学健身瑜伽教程：慕课版 / 王娟等编著 .

2 版 . -- 北京：北京理工大学出版社，2024. 8.

ISBN 978-7-5763-4437-0

Ⅰ . R161.1

中国国家版本馆 CIP 数据核字第 20243S695J 号

责任编辑：李慧智	**文案编辑**：马一博
责任校对：王雅静	**责任印制**：李志强

出版发行 / 北京理工大学出版社有限责任公司

社　　址 / 北京市丰台区四合庄路 6 号

邮　　编 / 100070

电　　话 /（010）68944439（学术售后服务热线）

网　　址 / http://www.bitpress.com.cn

版 印 次 / 2024 年 8 月第 2 版第 1 次印刷

印　　刷 / 保定市中画美凯印刷有限公司

开　　本 / 787 mm×1092 mm　1/16

印　　张 / 10

字　　数 / 252 千字

定　　价 / 68.00 元

图书出现印装质量问题，请拨打售后服务热线，负责调换

目 录
CONTENTS

第一单元

认识瑜伽——感受瑜伽、放松身心

第一讲　认识瑜伽

扫码观看
教学视频

一、瑜伽的概念

瑜伽（Yoga）是印度哲学六大正统体系之一。瑜伽是一门现实哲学，而不是宗教信仰。"瑜伽"一词，来自印度古代梵文，是梵文"Yoga"的音译，常见的解释有：联结、驾驭和束缚，简言之，就是把人的意识与身体结合起来，加以引导、运用，并最终达到"神我合一"的状态。很多瑜伽修行者把这种解释又称为"宇宙能量与自我的相应"。在印度古圣贤帕坦伽利所著的《瑜伽经》中，把它准确地定义为"对心作用的控制"。古人懂得人心总是向外的，像牛一样倔强，像马一样狂野，我们修习瑜伽的目的就是要管住自己的心，使它安静、内敛。瑜伽能够改善人们生理、心理、情感和精神方面的能力，是一种使身体、心灵与精神达到和谐统一的运动方式。它是一个通过提升意识，帮助人类充分发挥潜能的体系。

再简单一点来说，瑜伽是生理上的动态运动及心灵上的练习，也是应用在每天的生活哲学。瑜伽的最终目标就是能控制自己，能驾驭肉身感官，以及能平静浮躁的内心。感官的集中点就是心意，能够驾驭心意，即代表能够驾驭感官；通过把感官、身体与有意识的呼吸相配合来实现对身体的控制。这些技巧不但对肌肉和骨骼的锻炼有益，也能强化神经系统、内分泌腺体和主要器官的功能，通过激发人体潜在能量来促进身体健康。因此，从广义上讲，瑜伽是哲学；从狭义上讲，瑜伽是一种精神与肉体结合的运动。

二、瑜伽的起源

瑜伽起源于印度，距今有5000多年的历史，被人们称为"世界的瑰宝"。瑜伽发源于印度北部的喜马拉雅山地带，古印度瑜伽修行者在大自然中修炼身心时，无意中发现各种动物与植物天生具有治疗、放松、睡眠或保持清醒的方法，患病时能不经任何治疗而自然痊愈。于是古印度瑜伽修行者根据动物的姿势观察、模仿并亲自体验，创立出一系列有益身心的锻炼系统，也就是体位法。这些姿势历经了5000多年的锤炼，瑜伽教给人们的治愈法，让世世代代的人从中获益。

关于瑜伽的记载最早出现在《吠陀经》的印度经文中，大约在公元前3000年时，瑜伽之祖帕坦伽利在《瑜伽经》中阐明了一门使身体健康、精神充实的修炼课程，这门课程被其系统化和规范化，构成当代瑜伽修炼的基础。帕坦伽利提出的哲学原理被公认为是通往瑜伽精神境界的里程碑。

"瑜伽"的思想和实践在印度源远流长，最早可追溯到公元前2500年前的印度河文明。据考古发现，当时居住在印度河流域的达罗比图人就已开始从事瑜伽实践活动。在摩亨佐达罗和哈拉帕的考古遗址上，曾出土了一些石雕和印章，这些石雕和印章上就有人进行瑜伽冥思和各种瑜伽坐法的图案。这说明，大约在5000年之前古印度就已有瑜伽活动。为什么在印度会产生瑜伽呢？有人分析，这跟印度的自然环境有关。因为在印度那种高温炎热的气候下，人们在森林里通过瑜伽静心冥思、修心养性，对抵御酷暑湿热是绝对有益的。正如中国人所说的"心静自然凉"，因此这种方法深受印度古人喜爱就不难理解了。

传说古印度高达8000米的圣母山上，有人修成圣人，亦有人成为修行者，他们将修炼秘密传授给有意追求者，因而沿传至今。瑜伽修行者开始只有少数人，一般在寺院、乡间小舍、喜马拉雅山洞穴和茂密森林中心地带修持，由瑜伽师讲授给那些愿意接受的门徒。以后瑜伽逐步在印度普通人中间流传开来。

而今的瑜伽，已经是印度人民几千年来从实践中总结出的人体科学的修炼法，再也不是只限于少数隐居人的秘密。目前瑜伽已在全世界广泛传播。印度有很多专门研究瑜伽的学校。瑜伽有一套从肉体到精神的极其完备的修持方法，当今的瑜伽不只属于哲学和宗教的范畴，它有着更广泛的含义，千年不衰，有强大的生命力。

三、瑜伽的发展时期

瑜伽，这一东方瑰宝多年以来在世界各地广为流传，不仅在印度设有许多研究瑜伽的学校，在其他国家也有许多研究机构，现代学者将瑜伽的发展历史划分为以下几个时期：

（一）原始时期

公元前3000—公元前1500年，印度修行者在原始森林中从动物身上参悟瑜伽的修持方法，主要以密传的方式传习，历经1000年的演变，文字记载少，以静坐、冥想及苦行的形式出现。此时的瑜伽为密教瑜伽。印度河文明时期，印度次大陆有一群原住民在大地上四处游荡，万物给他们无限灵感，他们举行复杂严肃的仪式祭祀神灵，以此叩问生命的真谛。他们对性力、特异功能、长生不老有浓厚的兴趣，这也是当时密教瑜伽的特征。传统意义上的瑜伽是一种针对内心灵魂的修持术，瑜伽的发展一直伴随着印度宗教的历史演变，瑜伽的内涵随着历史的发展不断地发展和丰富起来。

（二）吠陀时期

瑜伽最初的概念出现于公元前1500年左右。游牧民族雅利安人入侵，加剧了印度土著文明的衰落，带来了婆罗门文化，其宗教经典《吠陀》中首次提出了瑜伽的概念，将瑜伽定义为"约束"或"戒律"，但无体式，在其最后一部经典中，将瑜伽作为一种自我约束的方法，也包括了呼吸控制的一些内容，当时是信奉神的教士们为了更好地唱诵而产生的。吠陀瑜伽修习的目标开始由基于肉体练习来达到自我解脱，而过渡到证悟"梵我合一"的宗教哲学高度。

（三）前经典时期

公元前8世纪到公元前5世纪，在宗教经典《奥义书》中，无体式，指一种可以彻底摆脱痛苦的笼统的修行方法，在此有两种瑜伽流派盛行，即：业瑜伽、智瑜伽。业瑜伽强调宗教仪式，智瑜伽着重对宗教典籍的学习和理解。两种修炼方式均可使人最终达到解脱的境界。

（四）经典时期

重要的瑜伽经典出现在公元前 5 世纪到公元 2 世纪，包括两部经典著作《薄伽梵歌》和《瑜伽经》。《薄伽梵歌》起源于《奥义书》，主要讲各种与神性的沟通方式，其内容包括王瑜伽、奉爱瑜伽、业瑜伽、智瑜伽。《瑜伽经》讲通过精神上的净化获得身、心、灵平衡的状态，它将瑜伽定义为一种抑制心念多变的修行方式。即：集数论思想与瑜伽派修持理论之大成，严守八支分法，以获得解脱，回归真实的自我状态。八支分法即："习练瑜伽的 8 个步骤：自律、精进、静坐、调息、制感、执持、禅定、三摩地。"它是王瑜伽的中心，获得开悟的途径。

（五）后经典时期

现代瑜伽的蓬勃发展时期为公元 2 世纪到公元 19 世纪，《瑜伽经》以后，为后经典瑜伽。瑜伽奥义书有 21 部，其中最具代表性的有《瑜伽真性奥义》《禅定 – 滴奥义》和《圣音 – 滴奥义》。在这些奥义书中，纯粹认知、推理甚至冥想都不是达到解脱的唯一方法，它们都有必要通过苦行的修炼所导致的生理转化和精神体会才能达到梵我合一的境地。因此，产生出了节食、禁欲、体位法等，加上咒语、手印、身印、尚师之结合，是后经典时期瑜伽的精华。

（六）近现代时期

在近现代，瑜伽在印度得到了迅速的传播与发展，出现了丰富的瑜伽著作与各种的修习方法，分化出诸多瑜伽分支，派生出许多瑜伽学派。早在印度民族资本主义兴起时期，瑜伽理念就成为社会变革的先进思想工具，而传统的瑜伽思想也在新的时代下吸收新思想、新文化，进而得到了新的发展。

如今在印度，瑜伽已经是人们生活中不可缺少的成分，是印度人民普遍性的强身健体与拓展心灵智慧的运动。目前在印度除了传统瑜伽之外，还有大量的世俗瑜伽，即抛弃宗教神秘色彩，以修身养性、防治疾病、延年益寿为目标的瑜伽修习活动，这也是西方现代瑜伽的雏形。在印度还有很多专门研究瑜伽的机构与培养瑜伽专业人才的学校，越来越多的瑜伽师漂洋过海赴欧美收徒授艺，将瑜伽向全世界广泛传播。

四、瑜伽发展的现状

（一）瑜伽在中国的发展

瑜伽是随着佛教的传入而传入我国的。瑜伽虽然起源于印度，但其核心思想却和历史悠久的中国文化有着惊人的相似之处。如果抛开瑜伽来说冥想的话，我国的冥想在春秋战国时期就有相关记载，比如老子的"致虚极，守静笃"，庄子的"心斋"等，都与冥想类似。而瑜伽强调的"天人合一"思想在我国的《黄帝内经》中早有说到，其思想形成于上古，而成书于周秦，与印度瑜伽"梵我一如"理论形成的《奥义书》时代大致同时。

公元前 1400 年雅利安人入侵并统治印度大陆后建立的婆罗门教沿用了瑜伽的修持方法，同样，印度的所有宗派，都以瑜伽作为修行的主要实践法门之一，佛教也一样。而且佛教对瑜伽理论的发展和完善做出了巨大的贡献。佛教传入我国的具体时间是公元 67 年，公元 64

年东汉汉明帝梦见佛祖，后派人去西域取经迎法，回来已经是公元 67 年了。

中唐以后，瑜伽一词多见于佛教著论中，但称禅定为瑜伽者仍不多见（密宗除外），宋元以后，瑜伽专用于称密宗，密宗僧被称为"瑜伽僧"由明太祖敕为定制。在印度，至今仍将各种修炼方法统称为瑜伽。

19 世纪中后期，印度的瑜伽大师们开始陆续出访西方。如辨喜从 1893 年之后近 20 年一直在美国演说、宣传、推广瑜伽。20 世纪 50 年代，印度修行者玛哈里士·玛和斯将超觉冥想带入美国。同期，尊者萨希德南达创建了整合瑜伽协会。自 19 世纪瑜伽陆续输出到世界各地以来，到今天，全球练习瑜伽的人数正以每年 50% 的速度递增。在 1985 年，张蕙兰介绍瑜伽到中国。中央电视台一台和二台几乎每天早晨和晚上都播 30 分钟的电视系列节目，瑜伽和张蕙兰由此就走入了千家万户，并深受喜爱。张蕙兰老师被大家亲切地称为当代中国"瑜伽之母"。在我国健身界最具影响力的《健与美》杂志，2004 年将瑜伽评为我国健身界最热门的运动，也在这一年，北京体育大学武术学院首先开展了瑜伽教练资格认证工作，社会中到处都有瑜伽班、瑜伽馆、瑜伽讲座。瑜伽如今的发展大有赶超当年的健美操流行的势头。目前，瑜伽在我国的传播比较全面，包括从身体、心理到精神修炼。外来文化在我国如此受欢迎，必定有它可贵的地方。近几年瑜伽发展很快，主要在北京、上海、深圳、广州开展得较为普遍。

（二）瑜伽在高等院校的开展

现代体育课程改革的目的在于满足不同学生的健身需求。瑜伽运动有缓解压力、平和心态、促进人的心理和生理健康发展的功能，并且符合当今发展和谐社会的要求。瑜伽课在很大程度上，给不喜欢剧烈运动或者不能从事剧烈运动的人群提供了一种新的健身方法。

瑜伽运动的基本特点恰恰与高校学生目前在心理健康状况方面所遇到的某些问题相呼应，并能够有效地解决。通过瑜伽学习则能够使学生们处于静谧情境之中，通过呼吸法、体位法和冥想法进行注意力和意志力方面的锻炼，随着轻柔的背景音乐和瑜伽教师的引导语，慢慢地通过匀速缓慢的呼吸和柔和伸展的动作从而排除掉内心的杂念，舒展胸中的不快，逐渐养成健康的身体和乐观的态度，达到身心双重的健康，实现精神状态上的成熟。

在保持身体健康方面瑜伽运动也有着非常明显的效果。瑜伽运动所包含的体位、呼吸和冥想三个组成部分是不可分割的：体位训练中的坐姿、卧姿、跪姿、立姿乃至倒立姿等体位的练习通过将身体弯曲、扭转和延展等动作，对身体重要的关节、脏器以及肌肉，达到牵引治疗和按摩保健的效果；而呼吸训练法中的有氧呼吸运动，可以通过有效地进行耐氧练习，从而逐渐地改善练习者的心肺功能。再加上冥想练习中对于心理状态的调节，瑜伽运动最终通过作用于练习者的骨骼肌肉和呼吸系统，间接有效地对练习者的内分泌系统进行积极的调节从而达到增强体质、改善体形、平衡内分泌和稳定神经系统的生理效果。对于高校的学生而言，这是一种非常有效且低成本的健身方法。

瑜伽是一种古朴而又时尚的健身方式，瑜伽能把健身与健心有效地结合为一体，为培养学生终身体育观念提供了新的选择。将瑜伽运动列入高校体育教学内容，符合高校体育教学向多样化、生活化、娱乐化、终身化发展的方向，并可以达到全面提高学生身体素质的目标要求。

扫码观看
教学视频

第二讲　入静冥想——缓慢呼吸、简单生活

一、习练瑜伽的注意事项

（一）练习时的着装

练习瑜伽时适合穿着舒适宽松的棉质服装；练习以赤脚为佳，冬天可穿防滑袜、舞蹈鞋等。练习时不要佩戴饰品，将手机调至关机或静音状态，以免影响他人和自己的注意力。

（二）练习的场地、器材

准备一张瑜伽垫。在练习时，也可以利用瑜伽砖、瑜伽带或毛巾等物品作为辅助器材。

（三）练习时间

清晨早饭之前，傍晚都是练习瑜伽的最佳时间。其他时间也可练习，但要保证空腹或完全消化以后进行练习。

（四）练习时的幅度

练习过程中保持均匀顺畅的呼吸，将意识放在身体的感觉上，不要与他人攀比，不要强迫自己，保持动作的稳定。达到自己极限的边缘：在身体达到最大幅度的伸展时，依然保持均匀顺畅的呼吸，保持身心愉悦。身体如果发生剧痛，请立即停下来。

女性生理期应避免倒立类的体式，防止肺血回流导致闭经，也不宜做大强度的伸展腹部或翻转性动作。禁忌：生理期不可以让髋骨高于上腹部；高血压不可以让头部低于心脏。

（五）练习时的呼吸

用鼻子进行呼吸。第一，鼻毛可以过滤空气中的脏东西。第二，使空气温度变得适合自己。第三，有助于气息在气脉里顺畅地运行。

二、入静冥想

（一）简易坐姿

右脚脚心向上，脚背着地，放于左大腿（根部）下方；左脚脚心向上，脚背着地，放于右大腿（根部）下方。双脚脚踝交叉，双膝下沉，放松。腰背挺直向上，双肩双臂放松下沉，下颚微收，头顶百会穴上顶，拉长整个脊柱。双手搭放于膝盖上，两大腿和膝盖放松下沉（见图1-2-1）。

盘坐姿势从生理上讲，可以在一段较长的时间里保持身体的稳定，由动作产生的压力使腿部的血流量减少。

1. 可以使血液直接到达胃部区域刺激肠胃、胆、脾、肾和肝。

2. 强化腰椎和骶骨部位的神经。

3. 缓解肌肉紧张，降低血压。

4. 身体的能量可以在骨盆区域累积，激发内部的潜能从尾骶处直通大脑，使练习者易于达成冥想状态。

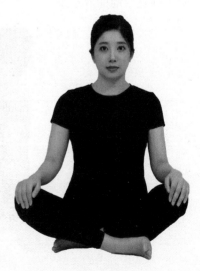

图1-2-1

　　为什么选用坐姿冥想：所有的体位法和呼吸都为最终的冥想做准备。第一是因为稳固，第二是因为盘坐使人平静。

> **注意：**
> 　　坐骨神经痛、骶骨损伤的朋友除了金刚坐等跪坐的坐姿，不适合练习所有的盘坐姿势。膝关节损伤及髌骨劳损、错位的朋友，请征询医生意见后再决定是否开始坐姿训练。

（二）冥想引导词

　　简易坐姿坐于垫上，调整身体找到一个稳定且舒适的位置，立直脊柱，双肩下沉，手肘放松，双手轻轻搭放在膝盖上。闭上双眼，调整呼吸，收起所有的感官，在呼吸的梳理下不断地让意识内收。感觉到身体稳稳地扎坐在垫子上，在吸气的带领下，去感受脊柱一节一节向上延伸，在呼气的过程中去体会身体肌肉的不断放松。让呼吸自然而然地发生，在这个阶段我们只需要去感受呼吸带给身体的变化。感觉自己的呼吸变得深长有力，有意识地延长你的呼气，让你的呼气是吸气的两倍长，慢慢地吸气，缓缓地呼气，缓缓地吸气，放松地呼气。再次关注你的呼吸，收回意识，专注于自己的身心，轻轻地睁开眼睛，让我们为后面的练习做好充分的准备。

第三讲　感受瑜伽

扫码观看　　扫码观看
教学视频　　教学视频

一、体式练习

（一）单腿背部伸展式

长坐坐姿：

　　长坐坐姿是所有坐姿动作的起始动作，也叫直角坐。两腿向前伸直，脚尖指放松，背部向上伸直与地面成直角。肩部尽量下沉放松，胸部打开，伸展背部（见图1-3-1）。

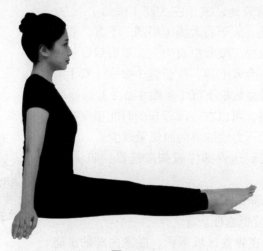

图1-3-1

单腿背部伸展式：

1. 长坐坐姿，弯曲右腿，膝盖向外侧打开，将右脚踩在左腿内侧根部（见图 1-3-2）。

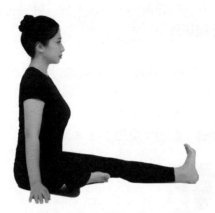

图 1-3-2

2. 吸气时，双臂经身体两旁抬起至耳侧，后背向上立直（见图 1-3-3）。

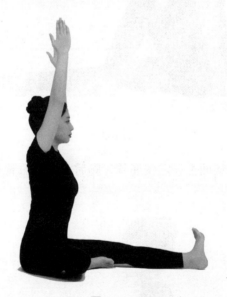

图 1-3-3

3. 呼气时，以髋关节为折点，后背挺直向前屈，保持后背是一条直线，不要拱背，双手向前伸直。保持 3 次呼吸（见图 1-3-4）。

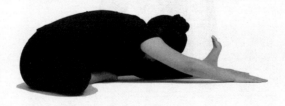

图 1-3-4

4. 吸气时，脊柱向着头顶的位置延伸。呼气时，双臂肘关节弯曲，上体从腹部、胸部、头部依次靠近双腿。做到自身极限的边缘即可。保持 3~6 次呼吸。

5. 吸气时，保持上体不动，手臂前伸，抬起头部。然后再拉起上体。

6. 呼气时，双手臂经体侧还原。

保健功效：

这个动作可以使腹腔的各个器官得到收缩与按摩，使整个背部得到伸展与强壮，从而使人体恢复精力，充满朝气。

（二）简易扭脊式

1. 长坐坐姿，右腿弯曲脚掌踩地（见图 1-3-5）。

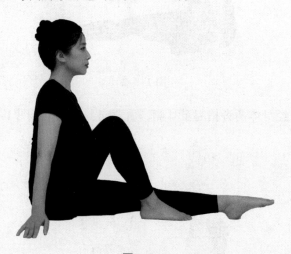

图 1-3-5

2. 右脚跨过左膝踩在垫面上，左腿屈膝，脚后跟收向右臀处，保持两髋和两肩在同一水平面（见图 1-3-6）。

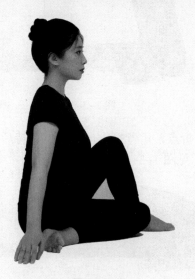

图 1-3-6

3. 吸气时，双手臂向上抬至耳侧，延伸脊柱（见图1-3-7）。

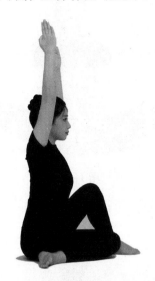

图1-3-7

4. 呼气时，左手肘放在右大腿外侧，右手向右后方用力带动身体向右后侧扭转，右手向后放在右后方的垫面上，右肩向后打开，同时头平行转向右后侧，保持3~6次呼吸（见图1-3-8）。

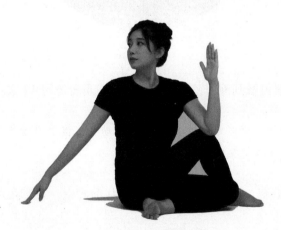

图1-3-8

5. 吸气时，双手臂上伸至耳侧；呼气时，手臂经体侧落下，还原至长坐坐姿。

保健功效：

使脊柱周围的肌肉全部受到挤压，这就使从脊髓分支出去的31对神经都得到了刺激而兴奋。脊柱周边的肌肉及脊神经能起到刺激、兴奋的作用，并能增加脊椎的灵活性、收细腰围、按摩内脏。促进消化与排泄，对轻微的脊椎关节错位有益。

（三）蝴蝶式

1. 坐在垫子上，屈双膝，髋关节打开，两脚底相对，让脚跟尽量收紧，靠近自己的大腿根部（见图1-3-9）。

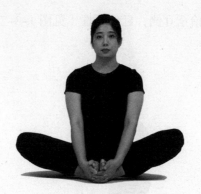

图 1-3-9

2. 把双手分别放在两个膝关节上（见图 1-3-10）。

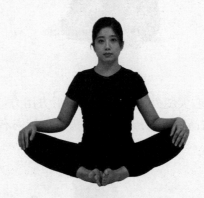

图 1-3-10

3. 下压膝关节尽量碰触到地面，然后再抬起来。重复练习 12 次。

保健功效：

蝴蝶式是在练习束角式之前的一个很好的准备动作，促进骨盆区域的血液循环，使血液流向背部和腹部，有助于缓解坐骨神经痛。

（四）束角式

1. 开始时，弯曲双腿，两脚底相对，双手握住前脚掌，双脚跟尽量贴近大腿根部（见图 1-3-11）。

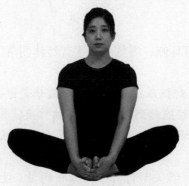

图 1-3-11

2. 吸气时，脊柱向上延伸。

3. 呼气时，上体前屈，两肘关节落在小腿前面，保持这个姿势30~60秒钟（见图1-3-12）。

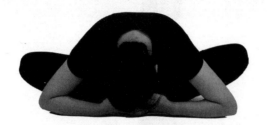

图 1-3-12

4. 吸气时，拉起上体，恢复坐姿，放开双脚，伸直双腿。

保健功效：

束角式促进下背部、腹部和骨盆周围的血液循环。帮助纠正月经周期不规律，并帮助卵巢正常地发挥功能，对减轻坐骨神经痛非常有益处。

（五）安神式

金刚坐姿：

双膝跪地，两小腿胫骨和脚背平放于地面。两膝靠拢，两大脚趾相互交叉，脚跟向外侧展开。后背挺直，将臀部坐在分开的双脚之间（见图1-3-13）。

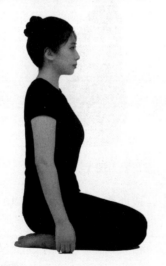

图 1-3-13

安神式：

1. 金刚坐姿坐在瑜伽垫上。

2. 吸气时，双手缓缓举过头顶，十指相扣手腕翻转，掌心向上伸展（见图1-3-14）。

3. 呼气时，腋下及胸部两侧向内收，双肩下沉，手臂向上舒展，保持3次呼吸。

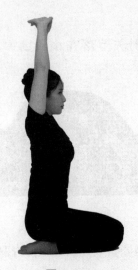

图 1-3-14

（六）猫伸展式

1. 跪在地面上，臀部坐在脚跟上，伸直背部（见图 1-3-15）。

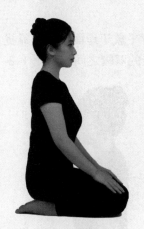

图 1-3-15

2. 抬起臀部，双手放在地上，成四脚式（见图 1-3-16）。

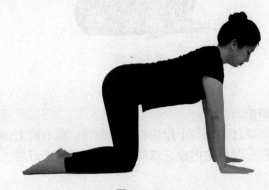

图 1-3-16

3. 吸气时，抬头、塌腰、翘臀，收缩背部肌肉，保持1~2次呼吸（见图1-3-17）。

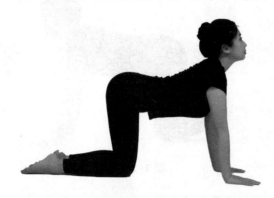

图1-3-17

4. 呼气时，低头、含胸拱背、脊柱向上拱起，保持1~2次呼吸（见图1-3-18）。

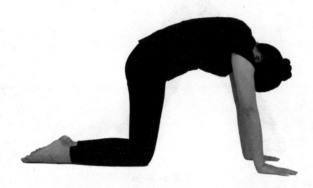

图1-3-18

5. 把这两个动作重复做6~12次。

注意：

练习时双臂伸直，垂直于地面。

保健功效：

对于女性来说，这是极佳的姿势，使脊柱更加富有弹性，放松颈项和肩膀，滋养神经系统，改善血液循环，增进消化功能并有助于消除腹部区域多余的脂肪。在月经期间，它有助于减轻月经痉挛的疼痛和改善月经周期不规律。

（七）下犬式

1. 四脚式准备，脚趾压地（见图1-3-19）。

2. 吸气时，膝盖伸直，臀部上提，骨盆和躯干抬起，进入下犬式。

保持双手双脚的对称位置，同时伸展胸部和上背部，尽量撑开五指，均匀地垂直向下用力，重量不应只压在掌根上（见图1-3-20）。

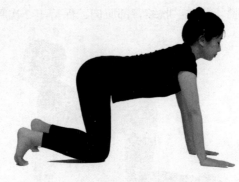

图 1-3-19

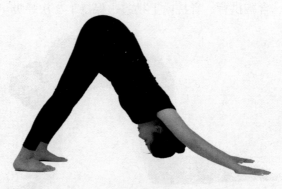

图 1-3-20

3. 呼气时，脚跟向下踩，眼睛看向肚脐，尾椎骨向上挑，保持3~6次呼吸。

保健功效：

可以锻炼到手臂和腿部的韧带；能够锻炼腰背的肌肉，强化背部力量，矫正驼背等不良体态，修饰全身线条；改善消化系统的功能，缓解失眠、生理期和更年期不适及下背部疼痛；增强手臂、腿部、躯干的力量，伸展手掌、胸部、背部、腘绳肌腱、小腿和双脚，使全身充满能量。

注意：

血压异常或患有眩晕病的人，在练这个动作时要小心，一旦觉得不舒服，先跪下将臀部坐在脚跟上休息，或练习前先征询医师意见。

（八）直角式

山式站姿（基本站姿、培养正确体态，让身体关节骨骼正位）：

是所有站姿瑜伽体式的起始动作。双脚并拢，大脚趾、小脚趾压地，其余脚趾自然伸展即可，大腿肌肉收紧内旋，膝关节收紧上提，腹肌收紧，双肩下沉，胸腔打开，腰背挺直，下巴平行于地面，眼看前方。感受头顶天、脚踩地的感觉（见图1-3-21）。

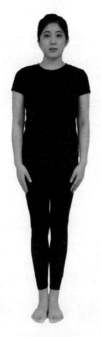

图 1-3-21

直角式：

1. 山式站姿，双臂从两侧抬起至头上，十指相交紧握（见图 1-3-22）。

图 1-3-22

2. 吸气时，抬头看向双手。

3. 呼气时，以髋关节为折点，上体前屈，直到身体背部与双腿形成一个直角。双手臂始终位于耳侧与身体成一条直线，保持 3~6 次呼吸（见图 1-3-23）。

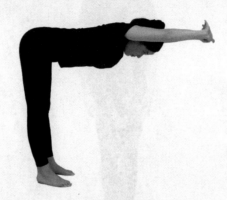

图 1-3-23

4. 吸气时，拉起上体，双手臂依然位于耳侧。

5. 呼气时，双臂经身体两侧落下。

保健功效：

有助于纠正含胸驼背、脊柱弯曲、双肩下垂等不良体态，减轻腰背部的紧张。

（九）展臂式

1. 山式站姿，吸气时，双手臂位于耳侧，脊柱向上延展（见图 1-3-24）。

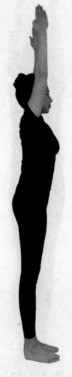

图 1-3-24

2. 呼气时，身体后屈，双臂向后延伸，在稳定骨盆的基础上舒展胸腔（见图 1-3-25）。

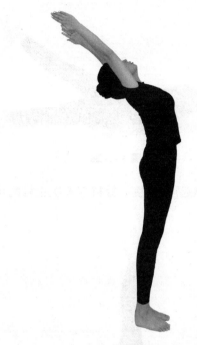

图 1-3-25

3. 吸气时，头部回正。

4. 呼气时，放松双手复原至体侧转动肩部，垂头放松。

保健功效：

伸展腹部脏器，改善消化，加强脊神经，能最大限度地舒展开身体，令人体吸入更多氧气，增加血液中氧含量，缓解疲乏。

（十）上伸腿式

1. 仰卧，手臂放在双腿的两侧（见图 1-3-26）。

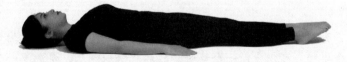

图 1-3-26

2. 吸气时，右腿直腿向上抬起 15 度，保持 3~6 次正常的呼吸（见图 1-3-27）。

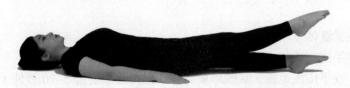

图 1-3-27

3. 吸气时，右腿继续向上抬起至 45 度，保持 3~6 次正常的呼吸（见图 1-3-28）。

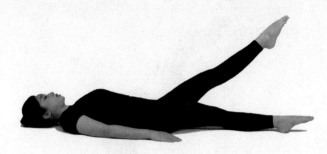

图 1-3-28

4. 吸气时，右腿继续向上抬起至 90 度，保持 3~6 次正常的呼吸（见图 1-3-29）。

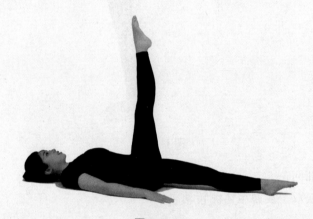

图 1-3-29

5. 呼气时，右腿缓慢地落向地面。

6. 换左腿练习，要求同上。

7. 双腿同时向上抬起，要求同上。

注意：

腿部下落时，有控制地慢慢将双腿放到地面上，不要突然放松落向地面。如果你不能连贯地完成这 3 个姿势，可以先做一个姿势，然后放松一会儿，再做下一个姿势。

保健功效：

有助于消除腰腹部多余的脂肪，增强下背部和腿部的力量，强壮腹部脏器，刺激消化系统，缓解便秘。

（十一）蝗虫式变体

1. 俯卧，双手放在体侧，掌心朝下，额头点地。

2. 吸气时，双手按压地板，双腿尽量高举，保持这个姿势 5~10 秒钟（见图 1-3-30）。

3. 呼气时，慢慢将右腿放回地面，放松休息。

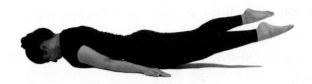

图 1-3-30

保健功效：

这个姿势能增加脊柱区域的血流供给，滋养脊柱神经，强健下背部与腰部周围的肌肉群及韧带。这个姿势可以减轻腰骶部的疼痛，使脊柱变得更富有弹性。

第四讲　瑜伽休息术

扫码观看
教学视频

休息术引导词——放松身心

仰卧于垫面，两腿稍分开，手臂放于身体两侧，掌心向上，闭上眼睛，合上嘴巴，保持口腔内的放松。你现在也许感到身体很累，心情很烦躁。那么，请你停止身体的一切动作，舌尖抵住上颚，全身放松。你必须保持清醒的状态。注意你的一呼一吸。

首先从头部开始，头皮放松，前额、眼眉、眉心放松，眼皮、眼睛周围肌肉放松，脸部肌肉放松，鼻子、嘴唇放松，下巴、颈部肌肉放松，肩膀放松，两个手臂放松，肘关节、腕关节放松，双手手掌放松，两个大拇指及其他几个手指头放松，胸部、背部放松，腹部、腰部放松，髋关节、臀部放松，大腿、小腿肌肉放松，膝关节、踝关节放松，脚背、脚底、脚跟放松，两脚的大脚趾和其余的脚趾头都放得很松很松。现在放松的感觉传遍了整个脊柱，感觉脊柱正在放松，你的呼吸变得很慢很慢，感到很均匀很畅顺，你感到心跳也在放慢，心里很平静，你意识到全身放得很松很松，你心里说我知道我的全身放得很松很松，你感觉全身从头到脚充满了元气，充满了精力，你是醒着的，你是在休息。

现在活动一下你的手指和脚趾，双手举过头顶，伸一个大大的懒腰，向右侧转过身子，头部枕在右臂上，弯曲膝盖。左手推地慢慢坐起来，可以敲打或按摩一下自己的身体。慢慢地睁开双眼。

◉ **心理学小贴士**

通过瑜伽冥想，感受放松，有效管理压力

在现代生活中，压力已成为影响身心健康的常见因素。心理学研究表明，有效的心理策略能够显著提升个体的健康状态。面对压力时，人们往往会出现紧张情绪，进而引发肌肉紧绷、血压升高等生理反应。幸运的是，这些紧张反应并非不可控，通过如瑜伽冥想等心理技术，我们可以主动调节身心状态。

瑜伽冥想，这一源自古老东方文化的智慧，自古以来就被视为镇静心神、舒缓身体的良方。它不仅能够促进肌肉的深层放松，还能有效调节身体的生理机能，如降低肌肉紧张度、皮层兴奋性、心率及血压，同时使呼吸变得深长而缓慢。在这一状态下，大脑的电活动减缓，外界对中枢神经系统的刺激减少，个体进入一种低唤醒但高度恢复的状态，从而有效缓解压力带来的负面影响。

进一步的研究表明，持续的瑜伽冥想练习不仅能预防由压力引发的头疼、高血压、焦虑及失眠等问题，还能增强免疫系统的功能，提升整体生活质量。一项针对73名老年人的研究发现，那些坚持每日冥想练习的个体，在三年后的生存状况明显优于未进行冥想练习的对照组，这一发现强有力地支持了冥想对于促进健康、延长寿命的积极作用。

因此，当你感到压力大时，不妨尝试一次瑜伽冥想，在安静的环境中，闭目养神，调整至舒适的体态，通过反复吟诵或专注于呼吸等心理刺激手段，逐渐降低内心的纷扰，让身心回归宁静与和谐。每一次的放松练习，都是对自己的一份温柔以待，是迈向更加健康、快乐生活的坚实步伐。

◎ 练习题

1．瑜伽的英文是（　　）。

A．Yogn　　　　　　B．Yoga　　　　　　C．Yagn　　　　　　D．Yogo

2．（　　）第一次明确地将瑜伽定义为对意识与心念的控制。

A．《哈达瑜伽之光》B．《瑜伽经》　　　C．《梵经》　　　　　D．《薄伽梵歌》

3．瑜伽随着（　　）的传入而传入我国。

A．佛教　　　　　　B．伊斯兰教　　　　C．基督教　　　　　D．道教

4．瑜伽中的长坐坐姿，又叫（　　），是很多坐姿瑜伽动作的起始动作。

A．单盘坐　　　　　B．金刚坐　　　　　C．直角坐　　　　　D．简易坐

5．上伸腿式能锻炼哪个身体部位？对我们人体有什么益处？

第二单元
唤醒能量——善用呼吸、意识内收

扫码观看
教学视频

第一讲　瑜伽流派、瑜伽八支分法

一、瑜伽的流派

瑜伽经过几千年的发展演变，已经衍生出很多派别。正统的印度"古典瑜伽"包括智瑜伽、业瑜伽、奉爱瑜伽、哈他瑜伽、王瑜伽、昆达利尼瑜伽六大体系。不同的瑜伽派别理论差别也不尽相同。智瑜伽提倡培养知识理念；业瑜伽倡导内心修行，引导更加完善的行为；奉爱瑜伽提倡对世界的奉献服务；哈他瑜伽包括精神体系和肌体体系；王瑜伽偏于意念和调息；昆达利尼瑜伽着重能量的唤醒与提升。这些不同体系理论的瑜伽，对于修习者来说都是通往精神世界的工具。

（一）智瑜伽

提倡培养知识理念，寻常人所说的知识仅仅局限于生命和物质的外在表现。这种低等知识可以通过直接或间接的途径获得。然而智瑜伽所寻求的知识，则要求瑜伽者转眼内向，透过一切外在事物的本质，去体验和理解。通过朗读古老的、被认为是天启的经典，获得神圣的真谛。瑜伽师凭借瑜伽实践提升生命之气，由外而内的修炼，最终获得无上智慧。

（二）业瑜伽

"业"是行为的意思。业瑜伽认为，行为是生命的第一表现，比如衣食、起居、言谈、举止等等。业瑜伽倡导将精力集中于内心的世界，通过内性的精神活动，引导更加完善的行为。瑜伽师通常采取极度克制的苦行，历尽善行，执着苦行，清心寡欲，使自己的精神、情操、行为达到"梵我合一"的最终境界。

（三）奉爱瑜伽

奉爱瑜伽是一种奉献的流派，适于重情绪的人们。奉爱瑜伽修行者的源动力主要来自爱，并认为神乃是爱的化身。通过祈祷、礼拜和各种仪式，他们将自己贡献给神，将他们的情绪转变为无条件的爱或奉献，歌唱圣歌等构成了奉爱瑜伽的主要内容。

（四）哈他瑜伽

哈他（Hatha）这个词中，"哈"（ha）的意思是太阳，"他"（tha）的意思是月亮。"哈他"代表男与女、日与夜、阴与阳、冷与热、柔与刚，以及其他任何相辅相成的两个对立面的平衡。哈他瑜伽认为，人体包括两个体系，一为精神体系，二为肌体体系。因此，哈他瑜伽重视身心两方面的修炼，为了锻炼出健康的体魄，并且获得健康的心灵打好基础，哈他瑜伽逐渐发展出瑜伽姿势、洁净功法、调息法、冥想等诸多瑜伽技术。哈他瑜伽有一句格言：健康的心理存在于健康的体魄。哈他瑜伽主要练习如何控制身体和呼吸，更深一层的效果是使身体各机能有序运转，从而使心灵获得宁静，变得祥和。

（五）王瑜伽

如果说哈他瑜伽是打开瑜伽之门的钥匙，那王瑜伽就是通往精神世界的必由之路。哈他瑜伽重在体式和制气，王瑜伽偏于意念和调息。通常使用莲花坐等一些体位法进行冥想，摒弃了大多数严格的体位法。王瑜伽积极提倡瑜伽的八支分法，即禁制、尊行、坐法、调息、制感、内醒、静虑、三摩地。

（六）昆达利尼瑜伽

又称为蛇王瑜伽。昆达利尼证明了人体周身存在72 000条气脉，七大梵穴轮，一根主通道和一条尚未唤醒而处在休眠状态的圣蛇。通过打通气脉，使生命之气唤醒那条蛇，使它穿过所有的梵穴轮而到达体外，一旦昆达利尼蛇冲出头顶的梵穴轮，即可获得出神人化的三摩地。练习昆达利尼瑜伽的人是相当少的，因为昆达利尼对人的要求很高，练习数十年之久的瑜伽者也并没有获得任何神通力或是达到三摩地境界。昆达利尼瑜伽是瑜伽中较为难以练习的方法，只有持之以恒方可获得力量。

二、瑜伽八支分法

瑜伽的修炼是一个循序渐进的过程，为了实现"对心的控制"，《瑜伽经》提出了8种功法，瑜伽的修持分为以下8个阶段，又称"八支行法"。这些功法是：

（一）持戒

指必须遵守戒律，包括不杀生、诚实、不盗、不淫、不贪等，改进外在行为需遵守行为规范，自制。《瑜伽经》认为，在做瑜伽练习前，一个人必须要有充分的道德修养，否则的话，他的心是不会平静的。

（二）内制

指应遵守的道德准则，为改善内心环境，每天实际应做到的行为规范。包括：清净（身体和食物的清净，为"外净"；内心的清净，为"内净"）；知足（不求自己分外之物）；苦行（忍受饥、渴、寒、暑、坐、立等痛苦，遵守斋食、巡礼、苦行等誓戒）；读诵（学习经典、念诵圣音——"AUM"）等。

（三）体位法

指保持身体平稳、轻松自如、精神放松。让人感觉舒适并能长久保持的身体姿势。稳定的体式也可以带来我们内心和精神的宁静。给身体带来健康和轻盈，包括莲花坐、勇士坐、吉祥坐、狮子坐、孔雀坐等等。

（四）调息

指调整和控制呼吸。《瑜伽经》指出，调息时首先要注意呼吸的3种作用：向内吸气的作用、向外吐气的作用、不吐不吸长长将气储于胸腹之中的作用。

（五）制感

指抑制各种感觉感官，使感官的活动完全置于心的控制之下，使练习者从对外界关注转移到内在专注的状态。

（六）执持

是使心专注于身体内的一处，如肚脐、鼻尖、舌端等；也可以专注于外界的一种对象，如月亮、神像等。将意识集中在一点，大脑不再波动，或是集中在一个事物上，是进入冥想的初始步骤。

（七）冥想

禅定，亦称静虑，是使专注一处的心与所专注的对象相统一，使主客观相融合，指意识能长久地集中，并不会被外在的事物所干扰，此时对事物的理解和认知会从表面逐渐深入本质。

（八）三摩地

三摩地，《瑜伽经》中定义为"只有冥想的对象存在，对自身的知觉消失"。三摩地又分为两种："有想三摩地"和"无想三摩地"。前者，指达到三摩地后，仍然带有一定思虑情感的状态；后者，指心的一切变化和作用都已经断灭，完全达到与专注对象合一的状态，即瑜伽的最高境界。

第二讲　入静冥想——缓慢呼吸、简单生活

扫码观看
教学视频

冥想引导词

简易坐姿坐于垫面，调整身体找到一个稳定且舒适的位置，立直脊柱，双肩下沉，手肘放松，双手轻轻搭放在膝盖上。轻轻闭上双眼，调整呼吸，收起所有的感官，在呼吸的梳理下不断地让意识内收。感觉到身体稳稳地扎坐在垫子上，在吸气的带领下体会到脊柱一节一节向上延伸，在呼气的过程中去体会身体肌肉在不断地放松。让呼吸自然而然地发生，在这个阶段我们只需要去感受呼吸带给身体的变化。感觉自己的呼吸变得深长有力，有意识地延长你的呼气，让你的呼气是吸气的两倍长，慢慢地吸气，缓缓地呼气，缓缓地吸气，放松地呼气。再次关注你的呼吸，收回意识，专注于自己的身心，轻轻地睁开眼睛，让我们为后面的练习做好充分的准备。

第三讲　瑜伽的呼吸与体式

扫码观看
教学视频

一、瑜伽呼吸

呼吸是生命存在的根本，但是有很多人并不知道怎样才是正确的呼吸。瑜伽呼吸是指有意识地延长吸气、屏气、呼气的时间。吸气是接受宇宙能量的动作，屏气是使宇宙能量活化，呼气是去除一切思考和情感，同时排除体内废气、浊气，使身心得到安定。瑜伽呼吸每次的吸气量可达到3000~3500毫升，是一般呼吸的6~7倍。

扫码观看
教学视频

瑜伽呼吸是腹式呼吸和胸式呼吸的结合，下面我们先一起练习一下腹式呼吸。

（一）腹式呼吸

1. 两手的拇指和食指做出三角状，放在肚脐中心位置。

2. 把手放在腹部，两鼻孔慢慢地吸气，放松腹部，感觉空气被吸向腹部，手能感觉到腹部越抬越高，实际上横膈膜下降，将空气压入腹部底层。吐气时，慢慢收缩腹部肌肉，横膈膜上升，将空气排出肺部。吐气的时间是吸气的2倍。

以肺的底部进行呼吸，感觉只是腹部在鼓动，胸部相对不动。这是基本的呼吸法。缓慢有意识地用腹肌呼吸，把手放在腹部，可以感觉到腹部的运动，集中意识，手中能量可传达到腹部。

（二）胸式呼吸

吸气腹部收紧，微微内收上提，横膈肌上提，胸腔扩张，肋骨向两边扩张，双肩被动耸起，呼气时腹部放松，胸腔横膈肌下压，双肩和肋骨下沉，吸要充分，呼要彻底。

以肺的中上部分进行呼吸，感觉是胸部的扩张与收缩，腹部相对不动。这是使头部清晰，使身体活性化的一种呼吸法。可以加强腹肌肌力，镇静心脏，净化血液，改善循环，增加肺活量，延长寿命。

（三）瑜伽（完全）呼吸

瑜伽呼吸是把以上两种类型的呼吸方式结合起来完成的。这是肺部的上、中、下三部分都参与呼吸的运动，是腹部、胸、肩到喉咙有意识地运用这种方式以及肺的下部、中部、上部全部运用这种方式的呼吸法。练习中会感觉到把滞留在肺部的能量放出去，同时会有新鲜的能量充满肺部。

动作要领：

1. 吸气时，慢慢地吸气向腹部区域，让空气充满腹部，腹部微微隆起，然后充满胸部，把腹部充满的空气提升到胸部并将胸部扩张到最大，可以略微提肩，使空气提到喉咙里。

2. 呼气时，胸部放松，膈肌下沉，放下肩部，腹部收紧，肚脐处向脊柱处靠拢。整个呼吸过程的连接要柔和、缓慢，不要憋气。

练习的方法：坐或仰卧。

瑜伽呼吸对人体健康有着重要的作用，主要体现在以下几点：

1. 按摩内脏器官。在进行瑜伽呼吸时，由于胸腹部肌肉收缩和横膈膜的上下运动，腹内及胸腔的内脏器官得到按摩，能加快体内积存废物的排除，从内到外净化体内环境。

2. 增进身体机能。瑜伽呼吸能够吸入更多氧气，有效地促进血液循环，加速体内废物的分解、排除，同时刺激肺部，提高肺部机能，从而增强呼吸系统的免疫能力。

3. 控制情绪。改变呼吸节奏可以调节交感神经系统和副交感神经的平衡。研究表明：深呼吸可以放松身体，稳定情绪，调控情绪，改善急躁的性格，缓解失眠和神经衰弱。

初学者在进行体位练习时选择自己最自然的呼吸方式即可。不要过于强求来使用瑜伽呼吸。通过不断地练习，将瑜伽呼吸自然化，就可运用到体位练习当中了。体位练习时配合呼吸的规律为：上吸下呼，开吸合呼，直吸转呼。

二、瑜伽体式

（一）肩桥式

1. 仰卧于垫面，有发髻的同学可以将头发散开。放松双脚，屈双膝，双脚打开与骨盆同宽，让双脚脚跟朝向臀部的方向，双手可以摸到脚跟。腰背部贴紧垫子，保持肩部下沉（见图 2-3-1）。

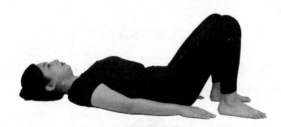

图 2-3-1

2. 吸气时，卷动尾骨向内，脊柱由尾椎、腰椎、胸椎一节一节向上抬离垫子，直到膝盖、髋关节、肩膀在一条斜线上，停留 3~6 次呼吸（见图 2-3-2）。

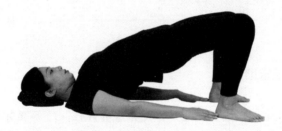

图 2-3-2

3. 呼气时，胸椎、腰椎、尾椎一节一节落到垫子上。

保健功效：

瑜伽肩桥式，可以伸展腹部，促进消化，提高脊柱的柔韧性，缓解背部不适，提高肩部的灵活性，强化大腿及臀部肌肉。

（二）仰卧单腿扭脊式

1. 仰卧，双脚伸直并拢，双臂向两侧打开成一条直线，紧贴于地面（见图 2-3-3）。

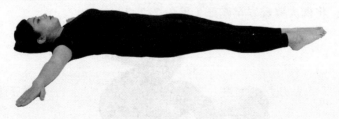

图 2-3-3

2. 吸气时，右腿弯曲，右脚踩在左膝处，保持 2 次呼吸（见图 2-3-4）。

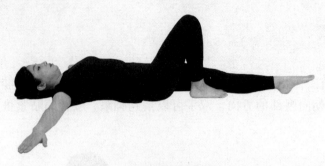

图 2-3-4

3. 呼气，头转向右侧，眼睛看向右手指尖，双肩贴地面，左手放在右腿膝盖外侧下压，尽量向左伸展，保持数秒 3~6 次呼吸（见图 2-3-5）。

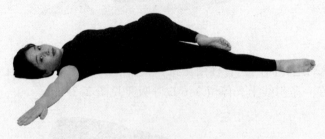

图 2-3-5

4. 练习反方向，要求同上。

保健功效：

锻炼背部肌肉群，放松脊柱各个关节，使其富有弹性。缓解腰背部紧张和不适，按摩腹部脏器，矫正脊椎、肩部、髋骨的不平和扭曲，拉伸腿部肌肉，收紧臀部，消减腰腹脂肪。

（三）摇摆式

1. 仰卧，双腿向前伸直（见图 2-3-6）。

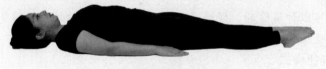

图 2-3-6

2. 双腿屈膝，将两大腿收紧至胸部（见图 2-3-7）。

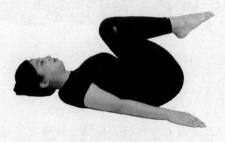

图 2-3-7

3. 两手臂抱紧双腿，腹肌发力，前后摇摆。背部有发热感，向前时双脚不着地，不停地按摩整个背部（见图 2-3-8）。

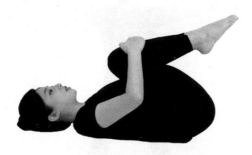

图 2-3-8

4. 前后摇摆 5 次。到第 5 次结束时，顺势成蹲的姿势，为一个回合，做 3~6 个回合（见图 2-3-9）。

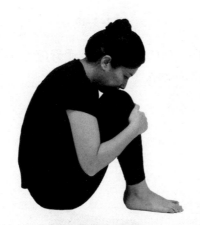

图 2-3-9

保健功效：

强化腹部肌力，按摩腹内脏器，按摩背部穴位，促进背部气血循环。缓解背部酸痛和疲劳、按摩脊神经，使人平静。

注意：
生理期以及腰椎间盘突出者请勿练习此动作。

（四）三角伸展式

1. 双腿开立站好，双脚略比肩宽。

2. 双臂经体侧抬起，与肩同高，与地面平行。右脚向右侧转开，髋和双肩面向正前方，右脚尖微微指向外（见图 2-3-10）。

3. 吸气时，脊柱延伸，双手臂向右侧水平伸展。

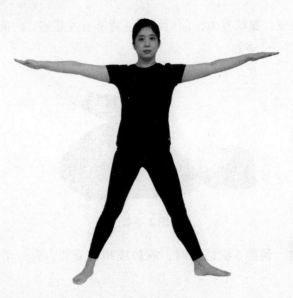

图 2-3-10

4. 呼气时，身体慢慢地向左侧弯曲，保持双手臂成为一条直线。身体侧屈时需要在一个侧平面上，不要有前倾或后仰的动作（见图 2-3-11）。

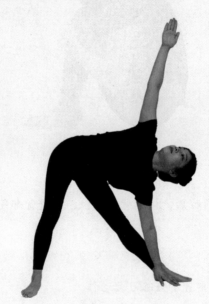

图 2-3-11

5. 尽量向侧弯曲，保持 3~6 次舒适的呼吸。

6. 吸气时，右手指尖向上引领，拉起躯干。

7. 呼气时，双臂落于体侧。

8. 按照以上步骤，练习反方向。左右各练习 3 次。

保健功效：

这个姿势可以帮助消除腰围区域的多余脂肪，强壮髋部的肌肉。

（五）幻椅式

1. 山式站姿开始。

2. 吸气时，伸展手臂，高举至耳侧，延伸脊椎（见图 2-3-12）。

3. 呼气时，弯曲膝盖，就像要坐在椅子上一样，两大腿尽量与地面保持平行，胸部尽量向后收，保持正常呼吸 3~6 次（见图 2-3-13）。

4. 吸气时，伸直双腿，放下双臂，还原至山式站姿。

保健功效：

这个体式可以强壮背部和双腿。一个强壮、笔直的下背部是每个正确动作的基础，所以对瑜伽姿势也非常重要。在这个练习里，可以锻炼下背部和双腿，可以增强胸腔和腹部器官。

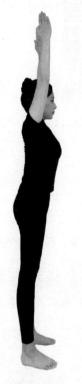

图 2-3-12

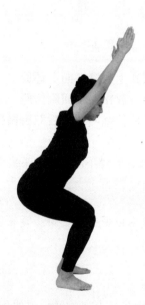

图 2-3-13

（六）风吹树式

风吹树式分为单手风吹树式和双手风吹树式，初学者可以先做单手的，熟练以后再做双手的。

单手风吹树式

1. 山式站姿，脚尖指向正前方。

2. 吸气时，右臂从体侧抬起，紧贴右耳侧（见图 2-3-14）。

3. 呼气时，保持髋部不动，左脚跟提起，上体向左侧弯曲，左手自然地沿着左大腿外侧向下滑落（见图 2-3-15）此时，感觉右侧腰的拉伸，及左侧腰的挤压，保持这个姿势 3~6 次呼吸。

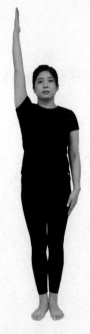
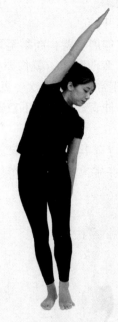

图 2-3-14   图 2-3-15

4. 吸气时，上身慢慢向上还原。

5. 呼气时，放松右手回到体侧。

6. 做相反体位练习，最后双脚微分，闭上眼睛调息。

要领：

上身弯曲时，髋部不能移动，不要向一侧歪，手臂尽量贴向耳朵，整个身体在同一平面上。

提示：

可以背靠着墙做这个练习，身体的背面贴于墙，这样身体弯曲时，上身贴墙而下，既可以做得正确又容易找到感觉。

保健功效：

减少侧腰脂肪，内部脏器得到伸展。改善体态，增强灵活性，提高平衡感。

双手风吹树式

1. 山式站姿。

2. 吸气时，双手自身体两侧高举过头，于头顶十指相交，进一步反转掌心向上，双臂夹紧双耳（见图 2-3-16）。

3. 呼气时，保持髋部不动，手臂与上身向左侧弯曲，手臂要伸直，自然呼吸，保持这个姿势 3~6 次呼吸（见图 2-3-17）。

4. 吸气时，手臂和上身慢慢还原。

5. 做相反方向练习。

保健功效：

有单手风吹树式的作用，而且加强胸部扩张，放松肩关节，增强灵活性，提高平衡感。

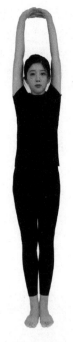

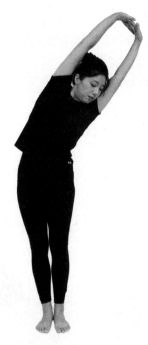

图 2-3-16   图 2-3-17

（七）树式

1. 山式站姿，双脚并拢或稍分开（见图 2-3-18）。

2. 提起右脚跟，脚趾着地，重心放在左脚，眼睛注视固定的一点有助于稳定姿势（见图 2-3-19）。

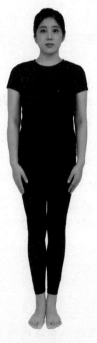

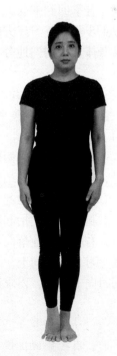

图 2-3-18   图 2-3-19

3. 吸气时，抬起右脚，握着脚踝，脚底贴着左大腿内侧，脚跟在舒适的范围内靠近腹股沟，脚趾朝下，保持髋部朝向正前方，右膝朝着右外侧，双手在胸前合十（见图 2-3-20）。站稳以后，双臂慢慢高举过头，保持肩膀下沉。躯干从腰往上延伸，轻轻收腹。平稳均匀地呼吸，保持 10~60 秒钟。

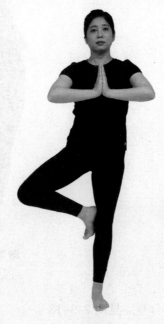

图 2-3-20

4. 呼气时，合掌回到胸前，右脚放回地上，两臂放到体侧。

5. 按照以上步骤，练习反方向。

6. 放松，身体重量均匀地分布在双脚上，也可做踏步放松。

保健功效：

这个瑜伽姿势能补养和加强腿部、背部和胸部的肌肉。强健两踝，改善人体态的稳定与平衡。促进心态的平和，增强集中注意的能力。它可以放松两髋部位，并对胸腔区域有益。

（八）复习上伸腿式

1. 仰卧，手臂放在双腿的两侧。

2. 吸气时，右腿直腿向上抬起 15 度，保持 3~6 次正常的呼吸。

3. 吸气，右腿继续向上抬起至 45 度，保持 3~6 次正常的呼吸。

4. 吸气，右腿继续向上抬起至 90 度，保持 3~6 次正常的呼吸。

5. 呼气时，右腿缓慢地落向地面。

6. 换左腿练习，要求同上。

7. 双腿同时向上抬起，要求同上。

注意：

腿部下落时，有控制地慢慢地将双腿放到地面上，不要突然放松落向地面。如果你不能连贯地完成这 3 个姿势，可以先做一个姿势，然后放松一会，再做下一个姿势。

保健功效：

有助于消除腰腹部多余的脂肪，增强下背部和腿部的力量，强壮腹部脏器，刺激消化系统，缓解便秘。

（九）半蝗虫式

1. 开始时俯卧于地面，双臂上举向前伸直，紧贴耳侧（见图 2-3-21）。

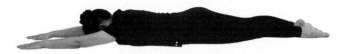

图 2-3-21

2. 吸气时，右手臂向上抬起，头部、躯干向前向上伸展，左腿向上抬起，使腿部肌肉紧张起来，收缩臀部，保持规律的呼吸，尽量长时间保持这个姿势 3~6 次呼吸（见图 2-3-22）。

3. 呼气时，逐步将胸部、手臂、头部、右腿放回地面。

4. 练习反方向，交替练习 3 次。

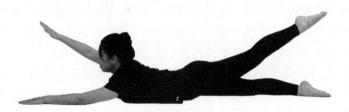

图 2-3-22

保健功效：

这个姿势增加脊柱区域的血流供给，滋养脊柱神经，强健下背部与腰部周围的肌肉群及韧带。这个姿势可以减轻腰骶部的疼痛，使脊柱变得更富有弹性。

第四讲　瑜伽休息术

扫码观看
教学视频

休息术引导词——放松身心

仰卧于垫面，两腿稍分开，手臂放于身体两侧，掌心向上，闭上眼睛，合上嘴巴，保持口腔内的放松。你现在也许感到身体很累，心情很烦躁。那么请你停止身体的一切动作，舌尖抵住上颚，全身放松，你必须保持清醒的状态。注意你的一呼一吸。

首先从头部开始，头皮放松、前额、眼眉、眉心放松，眼皮、眼睛周围肌肉放松，脸部肌肉放松，鼻子、嘴唇放松，下巴、颈部肌肉放松，肩膀放松，两个手臂放松，肘关节、腕关节放松，双手手掌放松，两个大拇指及其他几个手指头放松，胸部、背部放松，腹部、腰部放松，髋关节、臀部放松，大腿、小腿肌肉放松，膝关节、踝关节放松，脚背、脚底、脚跟放松，两脚的大脚趾和其余的脚趾头都放得很松很松。现在放松的感觉传遍了整个脊柱，感觉脊柱正在放松。你的呼吸变得很慢很慢，感到很均匀很畅顺，你感到你的心跳也在放慢，心里很平静，你意识到全身放得很松很松。你心里说，我知道我的全身放得很松很松。你感觉全身从头到脚充满了元气，充满了精力。你是醒着的，你是在休息。

现在活动一下你的手指和脚趾，双手举过头顶伸一个大大的懒腰，向右侧转过身子，头部枕在右臂上，弯曲膝盖，左手推地慢慢坐起来，可以敲打或按摩一下自己的身体，慢慢地睁开双眼。

⬤ 心理学小贴士

善用呼吸与意识内收，激发内在潜能

在第二单元的瑜伽练习中，我们聚焦于唤醒能量，通过精准的呼吸控制与意识的深度内收，达到身心活力的全面提升。这一过程，与心理学中关于能量管理、注意力集中及自我认知的理论不谋而合。

呼吸，作为连接身体与心灵的桥梁，不仅是生命的基本过程，更是调节能量流动的关键。在心理学中，深呼吸被广泛应用于压力管理、情绪调节及注意力提升等方面。通过有意识地控制呼吸，我们可以减缓心跳，降低紧张感，同时激活副交感神经系统，促进身体的放松与恢复。在瑜伽练习中，将呼吸与动作紧密结合，可以更有效地唤醒身体的潜在能量，让我们在日常生活中也能保持充沛的精力与活力。

意识内收，即是将注意力从外界纷扰中收回，聚焦于自身的呼吸、身体感受或内心世界。这一过程类似于心理学中的正念冥想，它帮助我们培养非评判性的观察态度，增强自我觉察能力。通过意识内收，我们可以更加清晰地认识到自己的思想、情感及身体状态，从而更好地管理它们，避免被负面情绪和杂念所困扰。同时，这种深度的专注也能激发内在的潜能，提升创造力与解决问题的能力。

将呼吸控制与意识内收相结合，不仅能在瑜伽练习中达到身心的和谐统一，还能将这种状态带入日常生活中。无论是面对工作学习的压力，还是处理人际关系中的挑战，我们都可以运用这种技巧来唤醒内在的能量，保持冷静与清晰，以更加积极、主动的态度去应对。同时，通过持续的练习与反思，我们还能不断深化自我认知，发现内在的力量与智慧，成就一个更加自信、坚韧、充满活力的自己。

⬤ 练习题

1.（   ）着重强调对宗教典籍的学习与理解。

A．王瑜伽　　　　　B．业瑜伽　　　　　C．智瑜伽　　　　　D．哈他瑜伽

2.（   ）起源于《奥义书》，主要讲解各种与神性的沟通方式，其内容包括王瑜伽、奉爱瑜伽、业瑜伽、智瑜伽。

A．《哈达瑜伽之光》B．《瑜伽经》　　　　C．《薄伽梵歌》　　　　D．《梵经》

3．正统的印度"古典瑜伽"包括智瑜伽、_____、_____、哈他瑜伽、奉爱瑜伽、昆达利尼瑜伽六大流派。

4．瑜伽呼吸是指有意识地延长（　　　）的时间。

A．吸气　　　　　　　B．屏气　　　　　　　　C．呼气　　　　　　　　D．包括以上3种

5．哈他瑜伽认为，人体包括两个体系：一是精神体系，二是_____。

6．瑜伽的呼吸是_____和_____的结合。

7．请简述瑜伽呼吸在练习瑜伽中的重要性。

第三单元

体式激活——唤醒觉知、感受当下

扫码观看
教学视频

第一讲　瑜伽脉轮能量与作用

扫码观看
教学视频

一、瑜伽的三脉七轮

瑜伽所谓的三脉，目前从科学上、医学解剖理论上讲是没有的，它是佛家、道家、医家、气功练功的一条特定的脉络，是无形的通道，在医学上讲就是交感神经，通过 3 条脉传导输入大脑产生思维。

轮脉能量学起源于古印度的脉轮学说，通过打坐冥想的方式通畅脉轮，使人体自身的能量系统（也就是医学所讲的经络气穴）得以很好地为健康服务，同时，还能开启智慧。瑜伽学的书籍中相关的知识介绍说，人体有 7 个脉轮，是 7 个能量聚集点，主宰着人体不同的组织系统，每一个脉轮都有助于将能量分配到肉体、情绪、心理和精神的不同功能，它们基本上是通过内分泌及脊柱神经系统与肉体的各种功能联结，并借由神经管道以及循环系统为中介使能量进出身体，调节内分泌及免疫系统，借由这种方式，使所有的器官、组织及细胞得到能量。

（一）三脉

三条气脉：即中脉、左脉及右脉。其中最重要的一条为中脉，位于脊髓的中间，由顶下至海底。海底即肛门前的一片三角形地带；密宗又称之为生法宫，如果是女性的话，海底就是子宫。冥想时，中脉必须持续流动，意识和身体才能得到控制，保持平静。中脉是开启智慧的通道接通宇宙信息的脉，左脉是开发潜能、启动发展的脉，右脉是记忆、储存、信息处理的脉。

（二）七轮

1. 海底轮。介于肛门与生殖器中间，即会阴穴，附属腺体是直肠，是身体、心灵、性的储藏所，与身体健康、排泄功能有关。

2. 腹轮。它位于海底轮之上，脐轮之下，但其实腹轮是没有一定位置的，它在腹部像个卫星一样绕着脐轮旋转，在身体方面对应于主动脉神经丛，掌管我们的脾脏、胰脏和肝脏下部。腹轮是右脉的起点，如果一个人过度活跃，过分思考和计划，便会使这个轮穴和整个右脉发热，长期的透支，便会使这个轮穴衰竭，无法照顾脾脏、胰脏和肝脏的需要，产生这些器官的疾病。

3. 脐轮。脐轮又译作正道轮，梵文叫 Nabhi Chakra，位于腹部中央肚脐的地方。掌管着我们的胃部和肠脏。

4. 心轮。心轮在我们胸部正中，胸骨的后面。心轮相应于心脏神经丛，照顾着我们的心脏及呼吸系统。

5. 喉轮。喉轮位于颈项底部喉咙处，它照顾着我们的颈部神经丛和甲状腺。

6. 眉心轮。此中心有时亦称为第三眼，位于脑的中心，照顾着我们的松果体和脑下垂体。

7. 顶轮。此能量中心围绕头顶，这里是所有能量中心与三条脉络汇合的地方，当灵量上升，直透头顶天灵盖上方时，你便得到你的"自觉"了。顶轮掌管着大脑顶部边缘系统（limbic area）的一千条神经线，因此古人用一千瓣的莲花来代表它。

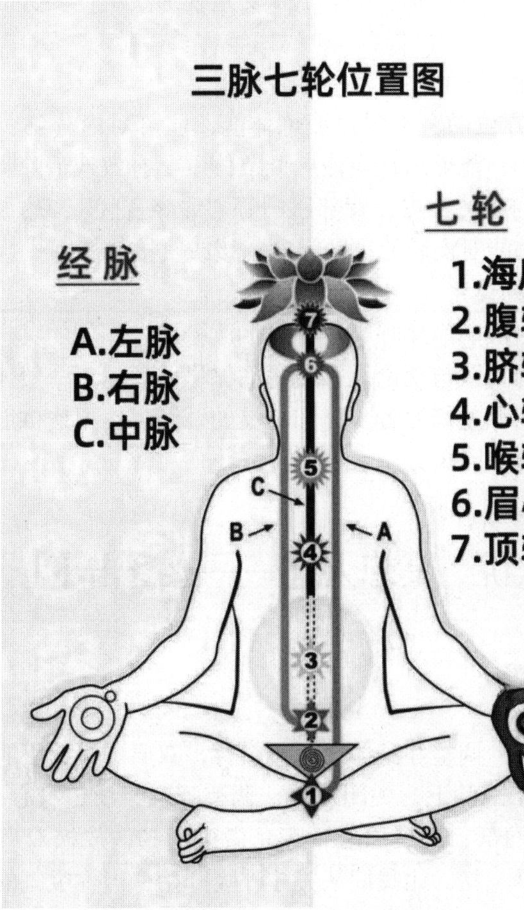

图 3-1-1　三脉七轮位置图

二、瑜伽的特点

系统地练习瑜伽能够消除疲劳，平静心境，使人保持一种舒畅宁静的状态，充分享受人生。瑜伽与其他运动相比较，有着自身突出的特点。

（一）瑜伽的适宜人群广泛

瑜伽动作安全、柔和，可最大程度地避免运动伤害，从小孩到老人，甚至孕妇都可以在瑜伽老师的指导下练习。

（二）瑜伽的舒适性

瑜伽体位法能够流畅、对称、柔和而又持续地让身体得到伸展和刺激，不像普通运动在某个单位时间内对某块肌肉进行强烈刺激，造成腰酸背疼，而瑜伽某组动作完成之后一般都会有相应的放松动作，对身体起到很好的拉伸与放松作用，舒适而又流畅。

（三）瑜伽不受场地、时间、经济条件的限制

练习瑜伽只需要很小的空间，能容纳双臂双腿即可；并且受时间的限制也少，一个安静的角落、一块洁净的垫子、一颗纯净的心即可。

（四）瑜伽对心灵的调节作用

这是瑜伽与其他运动最显著的区别之一。瑜伽更重视通过身体姿势的练习，达到修习心灵的目的。

（五）瑜伽可以起到辅助医疗的作用

瑜伽对身体的锻炼是全方位的，不仅仅锻炼体能，还可对内分泌、微循环、内脏系统起到全方位的调节和改善作用；能够净化血液，调节体重，有效地消除脂肪。最难能可贵的是，平日里几乎锻炼不到的内脏、头皮、背部肌肉等"锻炼盲区"，瑜伽也都有专门的体位法一一照顾周全。所以，瑜伽能对疾病的预防起到间接或直接的作用。

（六）瑜伽拥有一套完整的体系

瑜伽饮食方式、瑜伽清洁法、瑜伽呼吸法、瑜伽放松术、瑜伽的冥想与静坐以及瑜伽的生活方式和理念，博大精深的实践与理论体系使得瑜伽早已超越了一般体育运动的范畴。因此，瑜伽实际是一个可以全面调整修习者身体和心灵的系统，修习瑜伽能够使人得到均衡的发展，使身、心、灵达到更高的层次。

第二讲　冥想入静——感受当下

扫码观看
教学视频

冥想引导词

请大家以简易坐坐于垫上，调整好身体，挺直腰背，双肩下沉，手肘放松，双手拇指与食指相触呈瑜伽智慧手印置于双膝上，关闭双眼，调整呼吸，稳定身心。随着优美的旋律，逐渐放慢呼吸的节奏，放松面部、舒展眉心，嘴角微微上扬，放松双肩、手肘、手臂……尝试着抛开所有外在的人、事、物，让我们从关注呼吸开始，当你吸气的时候，你注意到此时你正在吸气，当你呼气的时候，你也能够注意到呼气的整个过程。用鼻子慢慢地吸气，体会清凉的空气从鼻腔进入喉管，充斥着整个胸腔甚至是腹腔，乃至全身。随着吸气的不断深入，你能够细心地觉察到胸腔变得饱满且向外扩张，随着呼气，感觉充盈的身体在慢慢地回收，身体所有部位都在向内收敛着，感觉体内的废气、浊气以及不好的情绪也随着这呼气离你而去。请你将注意力持续放在呼吸上，用心去体会吸气和呼气时身体发生变化的部位，去体会呼吸的顺畅、自然、有节奏，去体会吸气时空气的进入和呼气时浊气的排出；去体会吸气时身体能量的增加和呼气时身心的不断净化，去体会在不断的呼吸过程中你的身心开始柔软起来……

吸气，关注在当下此刻；

呼气，享受在当下此刻。

请大家把双手搓热，轻轻地放在双眼上，用手掌的余温滋养我们的双眼，在双手中睁开我们的眼睛，慢慢适应外界的光和亮。

第三讲 实践部分：唤醒身体感知

（一）双腿背部伸展式

1. 长坐坐姿，后背挺直，双腿并拢（见图 3-3-1）。

扫码观看
教学视频

扫码观看
教学视频

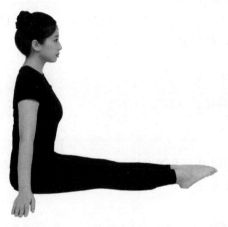

图 3-3-1

2. 吸气时，双手臂经体侧向上抬起至耳侧，并延伸脊柱（见图 3-3-2）。

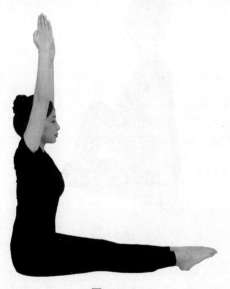

图 3-3-2

3. 呼气时，以髋关节为折点，身体走最远的路线前屈至自身的极限位置，双手握住脚踝，保持后背是一条直线，不要拱背，保持3次呼吸（见图3-3-3）。

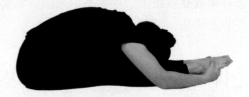

图 3-3-3

4. 吸气时，脊柱向着头顶的位置延伸；呼气时，双臂肘关节弯曲，上体从腹部、胸部、头部依次靠近双腿；保持3~6次呼吸。

5. 吸气时，保持上体不动，手臂前伸，抬起头部，然后再拉起上体。

6. 呼气时，双手臂经体侧还原。

注意：

练习这个动作时，始终保持双腿膝盖伸直。

保健功效：

使整个背部得到伸展与强壮，从而使人体恢复精力，充满朝气；对腹部内脏器官起到挤压按摩的效果，促进消化与排泄。

（二）复习简易扭脊式

1. 长坐坐姿，左腿盘腿收紧，膝盖向正前方，右脚踩在左大腿的外侧，右侧臀部稳稳坐在垫面上，髋和肩在一条直线上（见图3-3-4）。

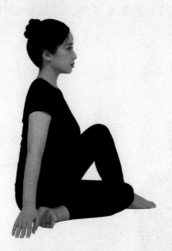

图 3-3-4

2. 吸气时，双臂向上抬起紧贴耳侧，脊柱向上延伸。

3. 呼气时，身体向右侧扭转，右手放于身体正后方，弯曲左手臂，肘关节抵住右腿膝关节外侧，相互用力。收紧核心肌群，保持后背挺直，保持3~6次呼吸（见图3-3-5）。

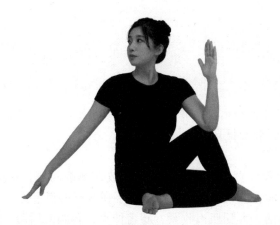

图 3-3-5

4. 吸气时，上手臂向上举至于耳侧。呼气时，双手臂还原至体侧，解开双腿，还原成长坐姿势。

5. 练习反方向，要求同上。

保健功效：

对脊神经和整个神经系统都有极好的效果。它使脊柱周围的肌肉受到挤压，并放松各节脊椎，使背部肌肉更富有弹性，从而预防背疼和腰部的风湿痛发生。

（三）虎式

1. 双手放在地上，成四脚式准备。

2. 吸气时，右腿向后伸展并抬起，肩胛骨后展，意念集中于中、上背部，保持 3~6 次呼吸（见图 3-3-6）。

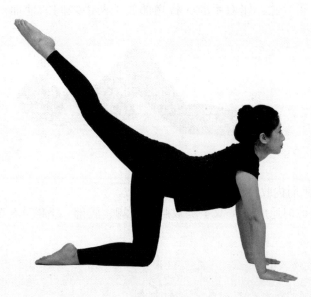

图 3-3-6

3. 呼吸时，还原到四脚式。

4. 练习反方向。

注意：

练习时双臂伸直，垂直于地面。向上伸腿时挺胸抬头。

保健功效：

有助于使脊柱得到伸展和运动，强壮脊柱神经和坐骨神经，减少髋部和大腿区域的脂肪，预防臀部肌肉下垂，帮助提升臀线。

（四）斜板式

俯卧在垫子上，双腿伸直，脚尖回勾，双手放在胸腔两侧，指尖朝前，吸气延展，呼气手推地，身体离开地面，进入斜板式。注意双手在双肩的正下方，大臂垂直地面，肩膀放松，腹部内收，核心激活，大腿肌肉收紧，膝盖伸直，脚跟向后蹬，眼睛看前方，停留5~8个呼吸（见图3-3-7）。

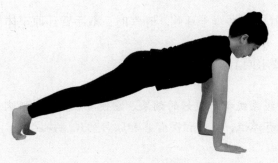

图3-3-7

（五）八体投地式

1. 呼气时，弯屈双膝，屈双手肘，将胸部放于两手之间的地面，臀部保持向上抬高（见图3-3-8）。

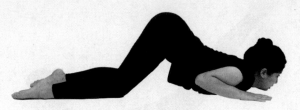

图3-3-8

2. 十指打开，手肘内收夹紧身体，肩胛骨内收。

3. 将身体力量均匀地放于（双手、双膝、双脚、胸部、下颌）8个支点上，保持均匀的呼吸3~6次。

注意：

意识放于两肩胛骨区域，双肘尽量指向上方。

保健功效：

促进内脏自我按摩和自愈，加强肠道蠕动。强化身体协调能力。血液会流向双肩胛骨区域和胸部，对于喉轮和胸轮有刺激作用，同时加强双臂，双腿的力量。

（六）狮身人面式

1. 请大家俯卧在垫子上，下颌点地，双手放在身体两侧。屈双手手肘放于身体两侧，小臂相互平行，且与掌心均匀压实地面，小臂贴地且相互平行，手肘不外开。

2. 吸气时，慢慢地抬高上半身，直至大臂与地面垂直，且大臂在双肩的正下方，用颈部后侧的力量缓慢地抬头（见图3-3-9）。

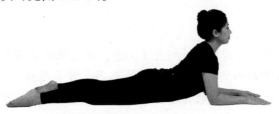

图 3-3-9

3. 呼气时，双肩后旋下沉，不耸肩。颈椎中正，不低头也不仰头，呈现自然伸展状态，眼睛凝视前方。

4. 吸气时，展开胸腔，胸骨向上推送，伸展我们的胸前侧。脊柱一节一节地向头顶方向延伸。

5. 呼气时，腹部收紧向内收，肋骨不外翻，肩胛向内回收。收紧中下背部肌肉群，觉知到颈部前侧和身体躯干前侧被拉长。保持自然顺畅的呼吸，去觉知腰部的微微发酸发胀。若腰部有过分压力或疼痛，可微微放松臀部，打开双脚与髋同宽。

6. 呼气时：上半身慢慢向下俯卧在垫子上，下颌触地，双手放于身体两侧，掌心向上，侧脸贴地放松。

保健功效：

人面狮身式可以增加肩关节的稳定性，强化后背部肌肉群，尤其是中下背部。还可以柔软胸椎，提升心肺功能，增加呼吸顺畅度。

（七）眼镜蛇式

1. 俯卧于垫面，双手位于身体两侧，全身放松。

2. 吸气时，由头部开始，身体慢慢地抬离地面，抬起的顺序为下巴、颈部、双肩、胸部。整个后背肌肉收缩，紧张起来。

3. 慢慢地推起，让背部继续向上抬起，到自己的极限，一定要使肚脐尽可能地贴紧地面，保持这样的姿势3~5次呼吸，正常呼吸，不要憋气（见图3-3-10）。

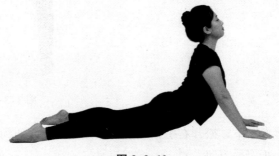

图 3-3-10

4. 呼气时，身体慢慢落下，回到地面，顺序是腹部、胸部、下巴依次着地，练习3次。

注意：

上体抬起时，做到你感到舒适即可，切记不要幅度过大，造成运动损伤。躯干抬起和还原时注意脊椎一节一节地抬起和放下。

保健功效：

这个姿势使脊柱保持一种富有弹性的健康状态，并有助于缓解各种背痛和比较轻微的脊柱损伤。当练习者把这个动作做得正确时，会感到每一节脊柱都得到了伸展、滋养和增强。因而这个姿势也有助于使轻微错位的脊椎重新恢复到正确位置，还可使整个背部的肌肉得到伸展，消除背部与颈部肌肉的僵硬和紧张。

（八）舞王式

1. 山式站姿。

2. 吸气时，弯曲右腿膝盖，用右手握住右脚踝关节，左手向上举，保持这个姿势1~3秒钟（见图3-3-11）。

3. 吸气时，右手握住右踝，尽可能将右腿抬高，右小腿向远伸展，右大腿和地面平行，右腿胫骨与地面垂直，上体和腿部向身体中线靠拢，左臂向左前上方伸展，正常呼吸，保持这个姿势3~6次呼吸（见图3-3-12）。

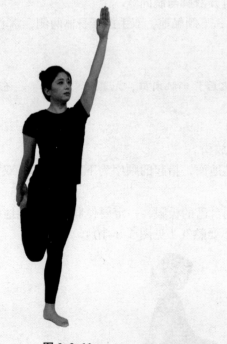
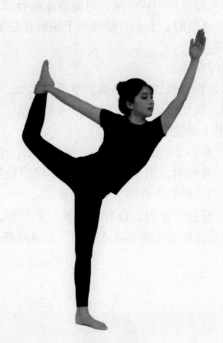

图3-3-11　　　　　　　　　　　　　　　　图3-3-12

4. 呼气时，右腿慢慢落下，松开右手，手臂落于体侧，重新回到山式站姿。

5. 按照以上步骤，练习反方向。

保健功效：

这个平衡姿势使肩胛骨得到完全的运动，胸部得以完全的扩张，伸展肩膀、胸部、大腿、腹股沟和腹部，强健腿和脚踝，整个脊椎从这个姿势中得到益处，提高平衡感。

（九）锁腿式

1. 仰卧姿势。

2. 吸气，弯曲右腿靠近身体，双手十指相扣，扣住右小腿胫骨，左腿伸直；手肘靠近侧腰向地面伸展，肩膀打开向地面；保持自然呼吸5~8次（见图3-3-13）。

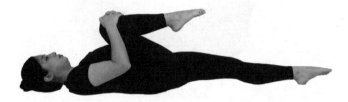

图 3-3-13

3. 呼气时，腹部上卷，抬起头部让鼻尖靠近膝盖，下巴靠近锁骨窝，放松肩膀，保持呼吸3次（见图3-3-14）。

4. 解开双手，放松后背，右腿还原。

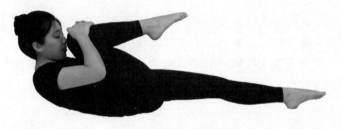

图 3-3-14

保健功效：

反复挤压和放松腹部，温和刺激肠道及其他腹部器官，改善腹腔的血液循环，放松下背部过于紧张的神经，使肠道恢复到自然平衡状态，胀气、便秘等症状就能得到有效的控制和缓解。

（十）弓式

1. 俯卧于地面，双臂位于体侧，掌心向上。

2. 屈膝，尽量收紧小腿，让脚跟靠近臀部，双手抓住脚踝（见图3-3-15）。

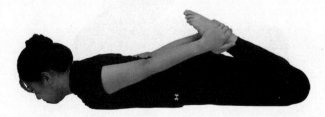

图 3-3-15

3. 吸气时，尽量翘起躯干，头部向上抬，同时把双腿向后、向上拉伸，尽量让大腿离开地面，保持这个姿势5秒钟，保持正常呼吸，不要憋气（见图3-3-16）。

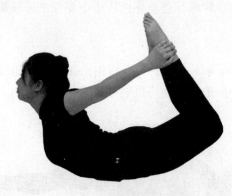

图 3-3-16

4. 呼气时，躯干和大腿慢慢落回地面，然后松开双手，伸直膝盖，将双腿落回地面板，把头转向侧面，脸颊贴地，彻底放松。

5. 按照以上动作步骤再练习2~3次。

提示：

练习时如果觉得这个姿势的难度过大，可以做弓式的变式。双手握住脚踝后，尽量使躯干离开地面，就不要将双腿离开地面或向后拉伸。

练习弓式时，这个姿势保持的时间可以逐渐延长，每个星期可以增加1秒钟，直到能够保持10秒钟之久。

保健功效：

弓式是一个极佳的姿势。使整个背部肌群得到锻炼和增强，帮助缓解由于疲劳而产生的疼痛和僵硬。同时，使胸部和腹部肌肉得到强壮，髋部和肩背部的肌肉以及关节得到放松。能够按摩肝脏、肾脏和膀胱等内脏器官，获得更多的血液供给，改善其功能。

（十一）摇摆式

1. 仰卧，双腿向前伸直。

2. 双腿屈膝，将两大腿收紧至胸部（见图3-3-17）。

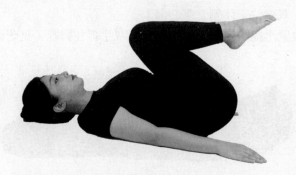

图 3-3-17

3. 两手臂抱紧双腿，腹肌发力，前后摇摆，使背部有发热感，向前时双脚不着地，不停地按摩整个背部（见图 3-3-18）。

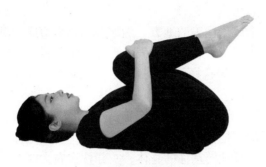

图 3-3-18

4. 前后摇摆 5 次，到第 5 次结束时，顺势成蹲的姿势，为一个回合，做 3~6 个回合（见图 3-3-19）。

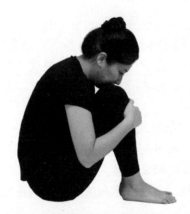

图 3-3-19

保健功效：

强化腹部肌力，按摩腹内脏器，按摩背部穴位，促进背部气血循环，缓解背部酸痛和疲劳、按摩脊神经，使人平静。

警告：

生理期及腰椎间盘突出者请勿练习此动作。

第四讲　瑜伽休息术

扫码观看
教学视频

休息术引导词——放松身心

请大家找一个舒适的坐姿，也可以平躺在垫子之上，两腿分开，手心朝上，慢慢地闭上双眼，调整呼吸，保持自然的呼吸，尽量放慢呼吸的速度。

吸气……呼气……保持身体寂静、平和的状态，缓缓地吸气和呼气，去放松身体，去放空，去安安静静地休息一会儿。

想象你曾经去过的一个风景优美的地方，例如公园、河边或大海边，想象你正在这个地方。感觉你正躺在那里，正呼吸着新鲜的空气。现在缓缓地吸气，腹部向外鼓出，呼气的时候腹部向内收缩，尽量轻柔。做这样的呼吸10次。当深呼吸结束时，感觉自己就像快要睡着一样，现在你已经彻底放松了。

保持这样的状态3分钟，请大家慢慢地把意识收回，轻轻地活动一下手指和脚趾，左右活动一下你的脖子，然后深深地吸气，双手高举过头顶，大大地伸一个懒腰，然后呼气，将体内的疲倦都呼出体外，慢慢地转动你的身体，头部枕在右大臂上，屈双膝靠近胸部，放松一下你的心脏，依然保持自然的呼吸，然后左手慢慢地推地坐起来，睁开双眼，视线由近及远。

◉ 心理学小贴士

唤醒体知，沉浸于当下的力量

在第三单元的瑜伽体式激活练习中，我们致力于通过身体的运动与伸展，唤醒深层的身体感知，即体知，并引导我们全然地感受当下。这一过程与心理学中的正念觉知、身体意象及情绪调节等概念紧密相连。

体知是指通过身体的感觉、触觉及运动的反馈来认识和理解自我。在瑜伽体式练习中，我们被鼓励去关注身体的每一个细微变化，感受肌肉的紧张与放松、关节的灵活与限制以及呼吸与动作的协调。这种对身体的细致觉察，不仅有助于提升身体的柔韧性和力量，更重要的是，它促进了身心之间的连接，使我们更加深入地认识自己，包括我们的身体界限、能力范围以及情绪状态。

当我们全身心地投入瑜伽体式的练习中，我们的注意力被完全吸引到了当下的身体体验上，这种状态被称为正念。正念练习已被广泛证明对心理健康有着积极的影响，它能够减轻焦虑、抑郁等负面情绪，提升情绪稳定性及幸福感。通过感受当下，我们学会了如何放下过去的遗憾与未来的担忧，专注于眼前的每一刻，从而享受更加充实和平静的生活。

将体式激活练习与心理学知识相结合，我们可以将这份对身体的关注与对当下的觉知带入生活的每一个角落。无论是工作、学习还是休闲时光，我们都可以尝试用瑜伽的心态去面对，保持身体的放松与警觉，同时专注于当下的任务或感受。这样，我们不仅能够提升工作效率和生活质量，还能在忙碌与压力中找到一片宁静的避风港，享受身心的和谐与平衡。

◉ 练习题

1．瑜伽有（　　）脉（　　）轮。

A．四；七　　　　B．五；六　　　　C．三；七　　　　D．三；六

2．瑜伽强调的"天人合一"思想在我国的（　　）中早有说到，其思想形成于上古，

而成书于周秦，与印度瑜伽"梵我一如"理论形成的《奥义书》时代大致同时。

    A.《黄帝内经》　　B.《难经》　　　　　C.《伤寒杂病论》　　　D.《神农本草经》

3．以下哪几种体式主要增强人体的平衡感？（　　　）

①树式　②舞王式　③山式

    A.①②③　　　　　B.①②　　　　　　　C.①③　　　　　　　D.②③

4．扭脊式在练习中眼睛要看向（　　　）。

    A．正前方　　　　　B．上方　　　　　　　C．下方　　　　　　　D．正后方

5．通过课程的学习，简述一下瑜伽的几个特点。

第四单元
冥想——感知潜力、完善自我

第一讲　瑜伽冥想

扫码观看
教学视频

一、什么是冥想

了解瑜伽的冥想，我们先从瑜伽八支，也就是瑜伽修炼的 8 个阶段来看一看，冥想在瑜伽里面的位置和阶段。

扫码观看
教学视频

第 1 阶：持戒

指必须遵守戒律，包括不杀生、诚实、不盗、不淫、不贪等，改进外在行为需遵守的行为规范，自制。

第 2 阶：内制

指应遵守的道德准则，为改善内心环境，每天实际应做到的行为规范，通过自律进行自我净化。包括①清净（身体和食物的清净，为"外净"；内心的清净，为"内净"）；②知足（不求自己分外之物）；③苦行（忍受饥、渴、寒、坐、立等痛苦，守斋食、巡礼、苦行等等誓戒）；④读诵（学习经典）。

第 3 阶：体位法

是指瑜伽体位姿势，保持身体平稳、轻松自如、精神放松，让人感觉舒适并能长久保持的身体姿势，也称调身。

第 4 阶：调息

是指调整和控制呼吸节奏，比如呼吸的节律、呼吸的强弱和呼吸方式等。

第 5 阶：制感

指抑制各种感觉感官，使感官的活动完全置于心的控制之下，收起感官从外在世界的获得的"刺激"，把感官放回的内在的世界。

第 6 阶：执持

是使心专注于身体内的一处，如肚脐、鼻尖、舌端等；也可以专注于外界的一种对象，比如蜡烛、鲜花等。是进入冥想的初始步骤。

第 7 阶：冥想

是使专注一处的心与所专注的对象相统一、使主客观相融合，指意识能长久地集中，并不会被外在的事物所干扰，此时对事物的理解和认知会从表面逐渐深入本质。

第 8 阶：入定

也称三摩地，三摩地又分为两种："有想三摩地"和"无想三摩地"。前者，指达到三摩地后，仍然带有一定思虑情感的状态。后者，指心的一切变化和作用都已经断灭，完全达到与专注对象合一的状态，即瑜伽的最高境界。

冥想是通往最高境界"三摩地"的一个重要环节。就好比我们要攀登世界高峰珠穆朗玛峰，冥想就相当于我们要先到珠峰的大本营，在大本营我们要补充能量，养精蓄锐。

在练习瑜伽时，有很多人比较重视瑜伽的体位法，忽略冥想的练习。这往往会把瑜伽做成了所谓的"广播体操"或"拉伸运动"。要知道瑜伽中的体位法是瑜伽的表现形式，而冥想才是瑜伽的核心和基础。

有些人一说到冥想就认为是静坐，其实广义上，我们在体位法的时候也是包含冥想在其中的。它是一个整体，就像我们看这八阶中"身、息、心"它是完全要融为一体的，就像我们中国的太极所讲的"意、气、形"，中国传统体育养生所讲的"调身、调息、调心"。

从第5阶到第8阶来看，都可以说是我们所谈到的"冥想"。冥想在《瑜伽经》的经文中的描述：首先是把注意力专注在一个对象上，接着是持续地专心于一个对象上，从而达到全神贯注，即冥想的焦点全部集中在冥想对象上，冥想者仿佛失去自身的形象，冥想者和冥想对象融为一体。因此冥想就是这样一个过程：专注、冥想、全神贯注。

下面我们具体说一下这3个阶段：

（一）专注

集中注意力（专注）是冥想的前导，是用我们的意念通过眼、耳、鼻、舌、身中的任何一部位来专注于一点（即第5、6阶——感官内敛和注意力集中）。

（二）冥想

冥想是集中注意力的延伸，是比集中注意力更加专注的状态，是延长了的专注。冥想是流向专注对象的连续的意识流，是我们的意识在自我觉察的状态下连续不断地向一个方向流淌，比如河流流向大海，意识流就是没有分叉的河流一直流向大海；而我们一般的意识就像河流有很多的分叉一样，一会儿流向一个地方，一会儿流向另一个地方。冥想就是把我们的这些分流都堵上，只朝着一个方向流淌。

（三）全神贯注

全神贯注，是深入冥想的极致状态。在这种状态下，冥想者的动作、呼吸、心念完全融为一体达到完全忘我的境界，这就是我们所说的三摩地。

专注、冥想和全神贯注都是由心理过程组成的，是修炼内心的三部分。它们关系密切，不可分割。练习者要循序渐进，自加约束。

从《瑜伽经》的经文中来看冥想的目标：首先是"抑制心念的多变"。我们大脑的惯性思维模式就是想东想西，会由于外界的刺激和内在信念（规条、价值观等）之间的冲突导致情绪变化，从而让思维也发生万千变化。

冥想通过让注意力专注一点，比如你的身体感觉、呼吸等，使得万千思绪得以停息，杂念得以去除。当多变的心念减少，内心就会趋于平静、平和。如果我们能持续地处于这样的状态，我们的内心就像优质的宝石般清澈，清晰地反射被感知的对象，不会扭曲它所接收到的信息。我们的冥想对象与冥想者主体和客体融为一体，没有区别，这就是我们所说的冥想的最高境界——"天人合一"。

瑜伽冥想的专门练习方法，可以培养我们活在当下和自我觉察的能力。觉察力就是觉知当下我们的身体、行为、思想和情绪的能力，"从而增加我们的定力和洞察力"。定力和洞察力是我们持续处在身心安稳、观照明净的境界。"进一步改变我们的内心体验和认知"，我们对外在世界形成固有的观点、形式和概念，在心理上是很难打破的习惯认知，有些习惯认知会阻碍我们保持一颗清明而纯净的心，来了解自己、社会和世界。而冥想则帮助我们来改变内心的体验和这些习惯性的认知。

二、冥想的起源与发展

冥想最早可以追溯到原始社会的狩猎时代：当古人围坐在篝火旁专注于火焰时，看上去呆呆的、恍恍惚惚，其实这个时候他的身体和意识就处于冥想状态。

最早在古文物上出现冥想修行的是在 5000 年前的印度古文物上。

最早出现关于冥想的文字记载的是公元前 1500 年古印度的《吠陀经》。

佛教中最早的关于冥想的文字记录来自公元前 1 世纪印度佛教的经文中。

冥想在被东方社会接受数千年之后传到西方社会。

在西方最早关于冥想的记载出现于公元 20 年古犹太神秘主义哲学家的文献中，其中记载了有关专注和注意力的"精神练习"。

三、冥想对身心健康的影响

从 20 世纪中期开始，冥想在西方得以流行和发展，并且应用到心理学领域中。

自从 1960 年以来，许多学者和研究者开始验证冥想的效果和功效，同时开始发表相关的研究论文。下面我们通过各种研究来看冥想对身心带来的影响。

（一）冥想对生理方面的影响

冥想对大脑结构的影响。

1. 2003 年的研究表明，冥想使得大脑左侧前额叶区域活动增强，而这部分区域与正向情感以及情绪调节有关联。也就是说冥想能增加正向情感和提高情绪调节能力。这部分大脑区域活跃的人比不活跃的人，在经历压力事件后更容易恢复。

2. 2005 年的研究显示，冥想使得大脑的前额叶皮质层增厚，这部分区域的增厚使得我们推理和做决定的能力增强。

3. 2005 年的研究显示，冥想使脑岛增厚，提高我们对内在感觉和思维的感知能力，这两部分对于我们感知情绪和调节情绪起到积极的作用。

4. 2011 年的研究显示，冥想使得大脑的前扣带皮层、前脑岛、眶额叶皮质的活性增强，使得疼痛感觉减少。因此，后来把冥想应用到疼痛病人的身上，来减缓疼痛的感觉。

5. 许多心理学家的研究也显示，冥想状态使大脑各部分得到调整休息，使得大脑能保持最佳的活动状态。长期处于这种状态下，使得冥想者具有一定的定力和洞察力，对于开发智慧和调动大脑的潜能有很大的益处。

（二）冥想对认知功能的影响

1. 感、知觉方面。

（1）2010 年的研究显示，冥想对于疼痛刺激的感受性降低，在减低疼痛率方面，冥想甚至比吗啡或别的止痛剂有 25% 的显著减低。

（2）研究显示，冥想对于视觉分辨、持续的视觉注意、知觉辨认和持续的专注力方面都有显著提高。

2．注意力方面。2013年研究显示，冥想可以提高学生的专注能力和知识的保持能力。

3．记忆方面。冥想可以提高记忆水平。近些年的研究显示，即使在高压力情景下，长期冥想者的工作记忆容量仍可以保持稳定的状态，这种稳定性使他们能保持较好的记忆水平。

（三）冥想对情绪调节的影响

1．积极情绪方面。2013年研究显示，冥想练习者具有较高的情绪稳定性、较好的情绪和行为的自控力和较低的睡前觉醒。冥想能产生并维持积极的情绪，而这种正面的情绪更与长寿和健康的生活有关。

2．缓解和转化消极情绪方面。大量的研究显示，冥想可以降低焦虑、抑郁和烦躁。通过冥想可以缓解和转化这些消极的情绪。2013年的研究显示，冥想使得人们的慈悲和友善行为增加，能感同身受地理解他人。

第二讲　瑜伽休息术

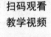

扫码观看
教学视频

瑜伽休息术是古老瑜伽中的一种颇具效果的放松艺术，是一种介于清醒和睡眠之间的心智状态，通过练习休息术，从而释放肌肉、情绪及缓解精神紧张，打开心智的更深层面。

扫码观看
教学视频

瑜伽的体式练习就像是撒种子、浇水施肥，真正收获果实是在休息术中。所以一定要重视休息术，否则你的练习成果就会大打折扣，相当于把种子撒下去，你悉心灌溉养护，到最后成熟要收割的时候你却放弃了。休息术的关键就两个字——放松。

瑜伽休息术可以提升感知能力，促进免疫系统功能，缓解压力和神经紧张，改善不良情绪；有助于增加柔韧度和协调性，恢复体力和全面的健康，治疗失眠。

扫码观看
教学视频

瑜伽休息术练习的时机：

1．瑜伽姿势（瑜伽体位法）时练习，瑜伽姿势之间练习，瑜伽姿势练习结束后。

2．与瑜伽呼吸配合练习。

3．与瑜伽冥想搭配练习。

瑜伽休息术的训练方式有两种，一种是在教练的带领下进行，一种是由练习者本人在心中自我诱导。

练习的时长：按照很多瑜伽课程的惯例，课程后休息术的时间加上收功只有10~15分钟的时间。

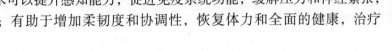

心理学小贴士

探索冥想的奥秘

冥想，这一古老而深邃的心灵修行方式，正逐步成为现代心理学与自我提升领域中的璀璨明珠。它不仅仅是一种简单的放松技巧，更是一种通过深度宁静状态来增强自我认识和提升幸福感的有效途径。在冥想的世界里，我们学会将注意力聚焦于呼吸，通过特定的身体姿势与外界隔绝，减少外界干扰，从而进入一种内在平和与清晰的状态。

科学研究不断揭示冥想对大脑的积极作用。例如，MRI研究显示，长期冥想者的听觉皮层和感觉运动皮层相较于非冥想者更为发达，这表明冥想能够促进这些与注意力、感知及运动控制相关脑区的功能增强。这一发现不仅证实了冥想对大脑结构的积极影响，也为我们理解冥想如何改善认知功能、提升情绪管理能力提供了科学依据。

为了充分发挥冥想的潜力，建议将其纳入日常生活规律之中。每天设定固定的时间进行冥想练习，无论是清晨醒来时的清新一刻，还是夜晚入睡前的宁静时光，都是不错的选择。随着练习的深入，你将逐渐感受到冥想带来的微妙变化——意识更加清晰、情绪更加稳定、对事物的看法也变得更加宽容与深刻。

总之，冥想是一场通往内在自我认知与完善的旅程。通过持续而规律的练习，我们不仅能够解锁自身的潜力，提升生活质量，还能在繁忙与喧嚣中找到一片宁静的避风港，享受心灵的自由与平和。

◉ 练习题

1. 体位法是瑜伽的表现形式，而（　　）才是瑜伽的核心和基础。

A. 冥想　　　　　　B. 调息　　　　　　　C. 自律　　　　　　D. 入定

2. （　　）是冥想的前导。

A. 思索　　　　　　B. 放松　　　　　　　C. 入定　　　　　　D. 专注

3. 瑜伽中修炼内心的三部分_____、_____、_____。

4. 最早在古文物上出现的冥想修行是在5000年前（　　）的古文物上。

A. 古巴比伦　　　　B. 古埃及　　　　　　C. 古印度　　　　　D. 中国

5. 谈谈冥想练习的感受。

第五单元

拜日式——学会感恩、体验博爱

第一讲　瑜伽从体验到体悟

扫码观看
教学视频

一、瑜伽与生活哲学理念

瑜伽是东方最为古老的精神性观念。它既有哲学性的思考，又有着深厚的生理学基础。"瑜伽哲学"并不是一种神秘晦涩的哲学思想，而是一门实用的人生哲学，凡用心练习过的人大都至少在潜意识里体会过。瑜伽哲学包含着许多哲理，让人们了解生命的真谛，学会如何做人。瑜伽是东方心灵治学，通过调试内心活动，可清除人潜意识中的垃圾，消除烦恼，是减压和心灵美容的良方。瑜伽是一种健心术，使人们学会关注自己的内在世界，认识自我、提升自我。通过练习瑜伽能感觉到它不只是身体肌肉、韧带的一缩一放，更是心灵的一张一弛，是对内心的按摩，让我们更深刻地了解自己、认识自己、控制自己。

瑜伽即生活，生活即瑜伽。在瑜伽练习中感悟生活理念，从生活理念中提升瑜伽境界。瑜伽贯穿生活，生活中又包含瑜伽。在瑜伽实践当中，每一次呼吸、每一次体位姿势、每一次冥想都是对身体及内心的修炼，是在不断地提高我们身体各个器官系统的机能，帮助身体达到内外平衡健康的状态。从实践当中折射出的瑜伽哲学理念，则能够不断地提高意识，发挥潜能，帮助我们树立积极的人生观与世界观，让我们正确地认识自己、认识世界。即只有当瑜伽练习渐入佳境时，关于心灵和精神上的启发才会有效果，也更能促进体位姿势练习的稳定与提升。瑜伽实践与瑜伽理念相互促进，相互制约，相互交融的关系，即形成了瑜伽生活方式，其最终目的是让我们健康、快乐、幸福地生活每一天！

（一）瑜伽呼吸倡导"慢生活、简单生活"

呼吸是人类与生俱来就有的一项身体基本技能。它代表着生命的存在，可见呼吸对我们人类的重要性。可是又有多少人关注过自己的呼吸或是考虑过什么样的呼吸更有利于健康这个问题呢？在整个瑜伽体系当中，瑜伽呼吸是贯穿始终的，可以说呼吸是瑜伽练习的灵魂。瑜伽呼吸即腹式呼吸与胸式呼吸相结合来完成的一次呼吸过程，也称完全呼吸，并且强调"呼吸一半的人只有一半的生命"。科学家们进一步发现，瑜伽呼吸通过促进副交感神经的反应，可以有效平息神经系统，使心跳放慢，血压下降，改善循环与消化系统，加强免疫系统功能。另外，这种呼吸方式也许最重要的是能够使心灵变得更清澈、更警醒。瑜伽呼吸贯穿于瑜伽冥想、瑜伽体式及休息术所有练习当中。每一次呼吸都能够感觉到身体充满新鲜的氧气而给内心带来的轻松与愉悦。使人感觉到回归自然，回归原始，使生活也变得简单起来。瑜伽呼吸可以使呼吸变得深长、缓慢，内心也变得平静、祥和，随着呼吸节奏的放缓，也使我们的生活变得更加简单、纯粹。

慢生活，意味着发现一种简单哲学来简化我们的生活。人到底需要多少东西，生活才能快乐和幸福呢？只有不断反问这个问题，人才能摆脱物欲的控制，否则脑中只会被占有、购买和消费等观念塞满。人只有从一切人造物中解放出来，才能真正解放自己的精神和心灵。简单生活本身并不是目的，目的是以物质生活的尽量简单换来精神生活的最大丰富。反之，即使人占有了全世界，但却输掉了自己的灵魂，又有何益？简单生活并不是要求所有当代人都像梭罗一样隐居在自然山水中，并不是倡导当代人都返回原始生活；而是呼吁人们在现有的文明社会里尽可能地简化自己的物质生活，把人的物质需求和消费需要限制在生态系统能够承载的范围之内，并腾出时间尽可能多地与自然交流同时保护自然，尽可能高地提升自己的精神追求和美学品位。这才是简单生活观的当代意义所在。

在当今这个讲究速度和节奏的年代，我们需要这种"慢而简单"的理念。而慢，不是简单地减速，更不是停滞和放纵，它是一种豁达、平和、从容、淡泊的心态。这正是瑜伽可以给予我们的。如果能够保持"心不急，心不乱，心不冷，心不贪"，生活自然会变得有条不紊、轻松愉快。

（二）瑜伽体位法练习，让我们停下脚步，享受当下

瑜伽体位法是指身体在某一个舒适的姿势上维持一段时间，并保持深长有力的呼吸。所有体位姿势练习都是为帮助人们达到最终的冥想状态做准备。体位法练习加大了关节、骨骼、肌肉、韧带等全身运动系统的活动，协调了机体平衡；促进了血液循环，减少了心脏压力，大大降低了心脑疾病发病率；刺激腺体分泌，调节内分泌系统；延缓衰老并延长了寿命。同时，体位法也是向内发现自己、了解自己，并与自己身体对话的过程，要求练习者收起所有的思绪，排除一切杂念，把意识完全集中在身体被练习的部位，用心去体验，享受每一次呼吸、每一次伸展、每一次挤压给身体及心灵带来的不同体验，享受当下这个时刻。不断地累积当下的体验，你就会发现自己身体及内心的变化，发现自身的潜力，体验到进步的喜悦，从而对生活充满信心。瑜伽教我们如何体验当下，如何拥有当下，只有拥有了当下，你才会拥有未来。

活在当下，原是佛教禅宗的一种人生观，它告诉我们要放下过去的烦恼、舍弃未来的忧思，把全部的精力用来承担眼前的这一刻。失去此刻就没有下一刻，不能珍惜现在，就不能珍惜今生，不能拥抱现在，也就无法拥抱未来。活在当下是一种全身心地投入人生的生活方式。毕竟，昨日已成历史，明日尚不可知，只有"当下"才是上天赐予我们最好的礼物。就像泰戈尔曾说："如果你因错过了太阳而流泪，那么你也将错过繁星。"人只有活在当下，才会变得真实，才能抓住你所想抓住的一切。人生是由每一个当下而组成的，如果不能活在当下，又岂能拥抱真实的人生？当你全部的能量都能集中在当下的这一时刻，生命也就能因此具有一种巨大的张力。

（三）瑜伽体位姿势教会我们感恩

瑜伽先贤最早是在喜马拉雅山里修炼瑜伽的。他们观察和模仿动物、植物以及大自然

的生态变化，最终形成了瑜伽体位练习体系。所以，瑜伽体式的名称大部分来自动物、植物以及与太阳或月亮等。例如猫式、蛇式、树式、拜日式、新月式等等。值得一提的是向太阳致敬式，即拜日式，它是每个练习瑜伽者都应掌握的基本动作。是由 12 个身体姿势组成的，表达了对太阳的崇敬与感谢之意。练习者在练习时应怀着一颗感恩的心，感谢大自然、感谢太阳每天升起并带给我们能量。我们怀着一颗感恩的心来练习瑜伽，使我们的内心也变得更加宽容与博爱，让我们的心灵在充满爱的阳光里生活，才能感受到生活中的温暖和快乐。

感恩是一种处世哲学，是生活中的大智慧。"滴水之恩，当涌泉相报""吃水不忘挖井人""得人花果千年春，得人恩惠万年记"等，这样的格言同样传承着中华民族对"感恩"的认同和崇尚。一方面，人需要向自然界感恩，因为人们认识到只有和自然界和谐相处，才能可持续发展；另一方面，人需要感恩社会、感恩他人，因为人们认识到只有人和人之间的和谐，才能使社会不断进步，人们的生活才能更加幸福美满。感恩就是关爱世界，感恩就是回报社会，感恩就是奉献人生。将感恩文化的理念落实在社会生活中，人心就会向善，社会就会和谐，经济就会快速发展，人民就会安居乐业，国家就会繁荣强盛。如果想要在短暂的人生中充满快乐，我们就需要学会感恩和博爱。只要懂得感恩，就会感到知足，学会了知足，心就变得自然开朗；只要学会博爱，你就会得到爱的回报，生活在爱的氛围里，快乐也就随之而来。

（四）冥想使我们获得一种专注的思维方法

冥想是瑜伽修炼的最高境界。所有的体位姿势练习、呼吸练习等等，都是在为达到最后的冥想状态做准备。冥想时需要摒弃所有杂念，不被欲望所牵制，集中意识达到天人合一的状态。这是身、心、灵三者的升华，而非什么动作。科学实验证明，冥想能影响人的中脑并且稳定人的情绪，在冥想时流经大脑的血量增加 35%，人体内耗氧量降低 20%，大脑功能得到改善，此时一切繁杂的事物被抛开了，思维变得平静、清晰，从而达到调节情绪的效果。

不是每个瑜伽修行者都能够达到天人合一的状态，但是，通过把思想高度集中在一件事情上的这种思维方法，从而达到超凡脱俗的思想境界，是值得我们认真借鉴的。美国的小说家马克·吐温说过，思想具有神奇的力量，如果你能够专注于某种事情上，你就会取得连你自己也会感到吃惊的成就。许多大科学家、大思想家的杰出成就本身，就是他们能够始终不渝地专注于既定目标。而那些面面俱到、事事关心、患得患失的人，是很难做好一件事情的。

在日常生活中，冥想练习对身体也非常有益。冥想需要集中注意力，专注于自己，专注于内心，使心灵获得平静与安宁。冥想让我们在平常的日子里少一些紧张、忧虑等不良情绪，从而就降低了因为这种不良情绪而患上一些精神疾病的可能。因为人的免疫系统和人的心态是紧密相连的。神经科学专家发现，简单的注意力集中即会使消极情绪下的大脑活动转向积极状态。有学者研究发现，瑜伽最为明显的作用就是可以减低学习者内心的焦虑情绪和压力，并且通过修炼可以提高心理上的抗挫折能力，从而通过体育运动治疗心理上的不健康状态。所以，冥想也已经介入了对心理及一些精神疾病的治疗。在美国，一些大公司还专门为员工开设了冥想室。在竞争激烈的现代社会，每天有很多问题困扰着我们，例如升职、加薪、人际关系、家庭等等。人在这样一个环境复杂、思绪紊乱的状态下怎么能很好地投入工作呢？冥想就可以帮助我们向内观察自己、沉淀自我、理清思绪、减少压力，帮助我们更加专注并且头脑清晰地对事物做出正确的判断。在这个意义上，冥想这种特殊的思维方法告诉我们：精神专注，思想集中，是事业成功的一个秘诀。

瑜伽运动属于一种哲学化的生活方式，旨在达到身与心、灵与肉和谐统一，能够使人心态冷静、意志坚定，同时实现力与柔的完美结合，从而体会到生命自身所蕴含的芬芳和喜悦。以下是学生在进行了一个学期的瑜伽实践练习后的一些体悟。

瑜伽与生活之道

第一，放空自己。每次做瑜伽时，老师都会引导我们，让我们把自己的思绪放空，什么都不要去想，让我们的心慢慢地、慢慢地沉静下来。其实这也可以算作一种"无为"的思想吧，抛弃杂念，专注自己的身体感受，在完全放松的情况下从容、淡定地完成每一个动作，在无为中实现有为。

第二，把握当下。瑜伽要求身体与心灵的统一，在做瑜伽时，我们要关注当下的每一刻，而不是说身体在做，而心思却在别处。只有全身心投入当下的这一刻，才能做好每一个动作，从而达到瑜伽真正的效果。做瑜伽如此，生活中的其他事情也是这样，成功就需要我们活在当下，把握住每秒每分。

第三，坚持不懈，不轻言放弃。正如有人所说，瑜伽是一种细水长流型的运动。首先，瑜伽不像健美操一样动感十足，而是一种悠闲舒展的动作。其次，练瑜伽需要毅力，经常在课上练瑜伽时，明明觉得已经累得再也做不了了，但是在老师的鼓励下，就会发现自己其实还可以，完成后会有一种成就感。最后，只有课下也常练瑜伽，才可以保持身体的柔韧性。我以前坐位体前屈只能勉强超出半个手掌的长度，但是现在我几乎可以超出整个手掌了！

第四，享受生命。瑜伽的练习过程真是很让人享受的，听着悠扬的背景音乐，闭上双眼，关注着自己的一呼一吸，真的就感觉自己的脊柱像一棵小树，在一点点地向上延伸。上了两节瑜伽课后就有人说我长个了，我偷乐了好几天。我猜或许是练瑜伽时把自己的身体伸展开了，所以这让我对练瑜伽也更有动力了。

最后想说，我觉得自己之前练瑜伽时将注意力过于放在瘦身上，所以并没有意识到这些瑜伽带给自己的哲学感受。现在我意识到，瑜伽是一种生活之道，它教人如何生活，平和的、幸福的，更接近自然的，并不是单纯为了塑身，更不是在做体操或者做杂技。我希望以后可以将瑜伽作为一生的爱好，继续感受瑜伽。

魏颖慧

别走太快，等一等灵魂

"别走太快，等一等灵魂。"这是印第安人的一句谚语。它的意思是人有时为了达到目标而一味地加速前进，甚至忘却了达到目的的初心，一副失魂落魄欲疯狂的状态，这样不会有好的结果。我练习瑜伽的心得就是这句话。做瑜伽，不就是为了这个吗？

在瑜伽课上，我第一次尝试体会瑜伽对心灵的抚慰。我们不是纯粹为了挥洒汗水而做瑜伽，也不是为了练出清晰可见的肌肉而做瑜伽。在瑜伽课上，做任何动作，我们都需要呼气，吐气，再深呼气，再缓缓吐气，循环往复。而这种深度的瑜伽呼吸，舒缓了我们的心跳节奏，让血流更加畅通，大脑也变得更加清晰。在这样的呼吸下，我更加贴近了自己的灵魂。那种细细体会氧气慢慢游走在身体里，抚摸着我的内脏的感觉，真的是很奇妙。我好像穿梭在自己的身体中一样。所以在瑜伽里，我最喜欢的就是瑜伽式呼吸。那种放空自己，使自己仿佛置身于大自然之中的呼吸。那种感觉，是与自然的融合，而自己的四肢，也由僵硬状态逐渐变得柔软。自己的心情，也变得更加温柔。会突然产生"我竟然也有这种温婉的样子"的惊奇想法。

而很多时候，我们通常就是处在一个急切的状态中，为了成绩，为了未来，不顾一切地努力快跑。而往往却不能顾及远远落在后面的我们的灵魂。我们需要的是慢一点走，再想一想，我们是为什么来的。但是，生活中人们很少去思考我们的本真，不可否认只有大自然这种充满原始气息，又同时让我们感觉到自己渺小的地方，才能让我们意识到心灵的重要性。

不得不说，瑜伽是一个神奇的让我们找回自我的方法。在瑜伽课上，有时候虽然什么都不会想，但其实自己已经意识到了一些自己原本忽视的事物。

人们烦躁、麻木地活着，真的好吗？我们是时候该停下来回头看看，自己的心灵在何处，我们在路途上丢弃的，真的值得吗？让我们在瑜伽中"吾日三省吾身"吧。

顾佳晨

瑜伽——生命的化妆

有人说，化妆分为3种：三流的化妆是脸上的化妆，二流的化妆是精神的化妆，一流的化妆是生命的化妆。而于我而言，瑜伽定属于那种一流的、生命的化妆。

冥想，是一种放飞心灵的旅程，休息是为了更好地远行。当我专注地冥想时，人就会保持一种平和、稳健、宁静的心态，使自己的思想凝聚在一起，去除多余的杂念。三点一线的大学生活使得我们变得庸庸碌碌的，根本无暇去思考。郁闷、恐惧、孤独……占据了我们大部分的心灵，而冥想，却能打开我的心扉，让阳光滋养心灵深处，看得更远更清晰。

有人说："生命在于运动，生命离不开呼吸。"而呼吸法是瑜伽的灵魂，也是生命的灵魂。通过瑜伽的学习，让我关注起了自己的呼吸，体会呼吸，通过慢慢地加深呼吸，让自己更加放松，释放压力，还可以让自己清醒。一呼一吸之间生命就这样交替进行着，在均衡而悠长的呼吸中沉淀了自己的杂念，也获得了心灵上的愉悦。有节律、缓慢而深长的呼吸方式增强了呼吸系统，舒缓了神经系统。

瑜伽的体位法，让我感受到了身体的伸展和滋养，在辛苦中感受到别样的感动，感觉到我全身的血液都在飞腾中。动作到位之后的舒服只有自己才能体会到，在久违的感动中发现自己对待自己曾经是那样的苛刻。在人生路上，为了赢，为了所谓的成功，我曾忽略了很多的东西，瑜伽的习练时刻提醒我以一种平和的心态面对世态，自然而轻松。

瑜伽中有很多理念和我们的生活哲理是相通的。瑜伽使我们透视到内心的自己，听到自己的心灵呼唤。原来很多时候我们都活在别人的眼光里，用别人的标准来选择自己的生活方式，却对自己忽视了太多太多……

瑜伽是生命的化妆。它带给我最大的收获并非身体上的改变，而是教会了我一种平和、自然的处事态度，注重维持身心的自然与平衡，让我们在嘈杂纷扰的当今社会，不至迷失自我。以后的日子，不管是否还有瑜伽课，我都会坚持这项运动，让它成为我生活的一部分。希望每个人都可以学习瑜伽，认识瑜伽，也相信每个人都会和我一样，拥有自己独特的认识和收获。

郭鑫弈

缓慢人生

长久以来，我已经习惯了在校园里来去匆匆。

也许是因为睡过头，要迟到，只好踩着铃声奔进教室；也许是因为急着回宿舍，快步走到食堂，连吃饭也快得像是打仗似的。每天都好像档期满满，内心感到躁动空虚，却不知道缺了什么。

——直到后来我在瑜伽课上，在伴随始终的空灵的音乐声中，躁动的心才一点一点平静下来，原本空虚的内心也仿佛被充满了。

在瑜伽课上，你不需要去绞尽脑汁地思考，也不需要争分夺秒、仿佛世界末日就要降临，你所要做的就只有将内心放空，让身体放松。

于是无意间生命的节奏就缓慢了下来，却意外地使生活变得舒适起来。

当四肢随着音乐缓缓动起的时候，我可以静下心来去感受血管中血液的流动，可以去感受空气在鼻翼的一呼一吸中流动，甚至可以感受到自己的每一个细胞的欢呼或痛苦。这些是我从以往急匆匆的生活方式中感受不到的。

我尝试着在生活中放缓节奏，不再疾行在去上课的路上，而是轻松而惬意的，仿佛散步一般，然后我发现了那些过去被我忽略的美好。

路边的月季开得正艳，火红得像是要烧起来，还有淡粉色的一簇一簇的小野花，路旁月季的花朵儿特别大，颜色也很多变，就连空气也令人心旷神怡。

练瑜伽不能心情焦躁，动作也不像打拳一样如疾风骤雨。你所要做的是让自己随着长长的呼吸节奏肆意伸展自己的全身。这样，才能更加清晰地感受到自己身体的诉说。

而人生也像练瑜伽一样，不能急，不能疾。心急，就会焦躁，于是心情永远难以平静，总是容易暴躁；行疾，则会让人学会忽略，于是身边的美好就少了。让喧嚣的内心宁静下来，去感受，去体会，才能慢慢将内心填满，才会感到充实，让匆忙的脚步缓下来，去观察，才会发现那些被忽略的美丽，才会让生命充满喜悦。

这样的生活才是真正的生活。

这样的人生才是美好的人生。

第二讲　冥想入静——感受当下

扫码观看
教学视频

冥想引导语

请大家选简易坐坐于垫上，调整好身体，挺直腰背，双肩下沉，手肘放松，双手拇指与食指相触呈瑜伽智慧手印置于双膝上，关闭双眼，调整呼吸，稳定身心。随着优美的旋律，逐渐放慢呼吸的节奏，放松面部、舒展眉心，嘴角微微上扬，放松双肩、手肘、手臂……尝试着抛开所有外在的人、事、物，让我们从关注呼吸开始，当你吸气的时候，你注意到此时你正在吸气，当你呼气的时候，你也能够注意到呼气的整个过程。用鼻子慢慢地吸气，体会清凉的空气从鼻腔进入喉管，充斥着整个胸腔甚至是腹腔乃至全身，随着吸气的不断深入，你能够细心地觉察到胸腔变得饱满且向外扩张，随着呼气，感觉充盈的身体在慢慢地回收，身体所有部位都在向内收敛着，感觉体内的废气、浊气以及不好的情绪也随着呼气离你而去。请你将注意力持续放在呼吸上，用心去体会吸气和呼气时身体发生变化的部位，去体会呼吸的顺畅、自然、有节奏，去体会吸气时空气的进入和呼气时浊气的排出；去体会吸气时身体能量的增加和呼气时身心的不断净化，去体会在不断的呼吸中你的身心开始柔软起来……

吸气，关注在当下此刻；

呼气，我享受当下此刻。

请大家把双手搓热，轻轻地放在双眼上，用手掌的余温滋养我们的双眼，在双手中睁开我们的眼睛，适应外界的光和亮。

第三讲　实践部分：拜日式

扫码观看
教学视频

传统上，人们都是在清早太阳刚刚出现在地平面的时候，面朝着太阳的方向开始练习拜日式。但是，在日常任何时候都可以练习该体式。许多瑜伽练习者都把它作为练习前的热身，是每天必练的体式。因此，拜日式是人们最常做的瑜伽体式之一。

扫码观看
教学视频

（一）拜日式

1. 祈祷式：山式站姿立于垫子的前端。吸气时，双手臂经身体两侧抬起至耳侧，双手头上合十。呼气时，手臂落于胸前，双肩放松下沉（见图5-3-1）。

2. 展臂式：吸气时，双手指尖前伸，抬起至耳侧，脊柱向上延展。呼气时，身体后屈，双臂向后延伸（见图5-3-2）。

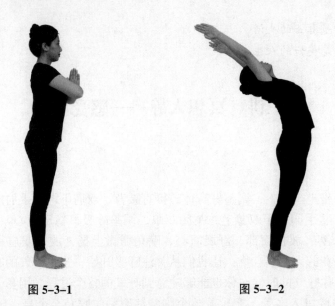

图 5-3-1   图 5-3-2

3. 前屈式：吸气时，拉起上体。呼气时，双手在耳侧，以髋为折点，背部向下伸展，腹部、胸腔、下巴依次贴靠双腿前侧，重心微微前移，双手落于脚的两侧，膝关节伸直，拉伸腿部后侧（见图 5-3-3）。

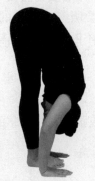

图 5-3-3

4. 骑马式：右腿向后撤一大步，左小腿垂直地面，左膝不要超过脚尖或大于 90 度。吸气时，力量落在髋关节上，髋关节下沉，手指推地，脊柱向上延伸，扩展胸腔，抬头看上方（见图 5-3-4）。

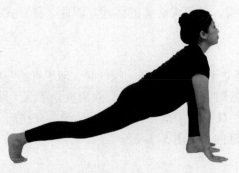

图 5-3-4

5. 下犬式：左腿向后撤一大步，呼气时，双手五指张开推地（所有手触地的动作都要五指张开，虎口压地），腰肌收紧，眼看双脚的方向，力量推向臀部，骶椎向上顶，脚后跟外展向下踩，成下犬式（见图5-3-5）。

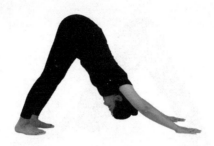

图 5-3-5

6. 斜板式：吸气时，身体重心前移，两手臂支撑起身体，保持头、背、臀、腿都在一条直线上，收紧腰背部与臀部肌肉（见图5-3-6）。

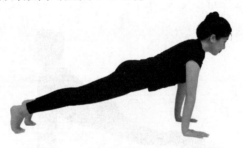

图 5-3-6

7. 八体投地式：呼气时，膝盖着地，肘关节弯曲，胸部贴地面，延长脊柱（见图5-3-7）。

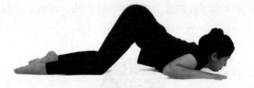

图 5-3-7

8. 眼镜蛇式：吸气时，高抬臀部，胸部和下巴沿着地面向前滑出去，推起上体，双肩下沉，胸廓打开，臀部收紧，双眼平视前方（见图5-3-8）。

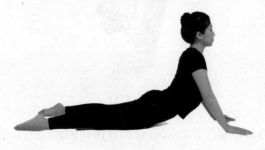

图 5-3-8

9. 下犬式：呼气时，依次下落腹、胸、头部。吸气时，双腿伸直，臀部向上提起，腰肌收紧，双手五指张开推地，眼看双脚的方向，力量推向臀部，骶椎向上顶，脚后跟向下踩（见图5-3-9）。

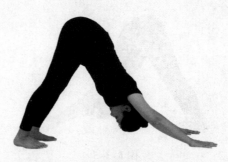

图 5-3-9

10. 骑马式：左脚向前迈一大步落在两手之间。髋关节下沉，手指推地，脊柱向上延伸，扩展胸腔，抬头看上方（见图5-3-10）。

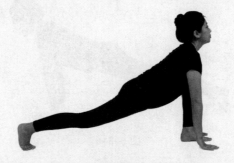

图 5-3-10

11. 前屈式：呼气时，上体向前倾，右腿收回，重心前移，双腿并拢；吸气时，慢慢伸直膝盖，尽量保持头、胸、腹部与大腿前侧贴近（见图5-3-11）。

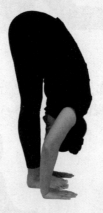

图 5-3-11

12. 展臂式：吸气时，拉起上体，双手臂经身体两侧到头上双手合十，伸直脊柱；呼气时，身体后屈，双臂向后延伸（见图5-3-12）。

13. 祈祷式：吸气时，上体还原到直立；呼气时，双手落于胸前（见图 5-3-13）。调整呼吸，开始反方向的练习。

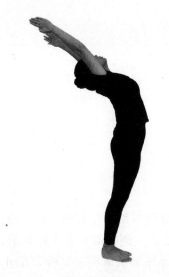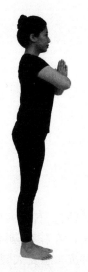

图 5-3-12　　　　　　　　　　　　　　　　图 5-3-13

保健功效：

拜日式作为一个整体对身体各个不同的系统都能产生良好的影响，例如消化系统、循环系统、呼吸系统、内分泌系统、神经系统和肌肉系统等等。并且帮助各个系统相互达到和谐状态，使人体更加健康、充满活力，心灵更加警醒、清晰。

（二）战士二式

1. 山式站姿立于垫子前端，吸气时，双手臂经身体两侧抬起至耳侧（见图 5-3-14）。

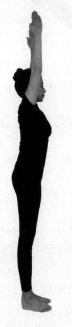

图 5-3-14

2. 呼气时，以髋关节为折点，上体前屈，双手落在脚的两边（见图5-3-15）。

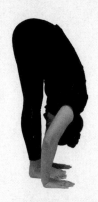

图 5-3-15

3. 吸气时，右腿向后伸展一大步，抬起上体，两臂侧平举；左右髋高低一致，骨盆像一碗水端平，左膝在脚踝正上方，左膝对准二、三脚趾，左侧臀部有意识地向前，右腿向后，互相对抗，感受大腿内侧拉伸，重心在两腿之间；水平转头看向左手指尖方向，均匀缓慢地呼吸，保持3~6次（见图5-3-16）。

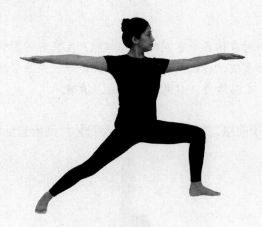

图 5-3-16

4. 吸气时，收腹，头回正，双腿用力缓慢立直，双臂还原体侧。

保健功效：

强壮两腿，消除小腿痉挛；强壮两臂，使人的平衡感增强，注意力更集中；使腰部更灵活，有力。

（三）三角伸展式

1. 双腿开立站好准备，双脚略比肩宽，脚尖微微指向外。

2. 双臂经体侧抬起，与肩同高、与地面平行，左脚向左侧转开，髋和双肩面向正前方（见图5-3-17）。

3. 吸气时，脊柱延伸，双手臂向远伸展。

4. 呼气时，身体慢慢地向左侧弯曲，保持双手臂成为一条直线。身体侧屈时需要在一个侧平面上，不要有前倾或后仰的动作（见图5-3-18）。

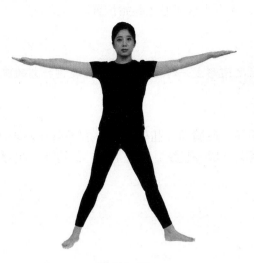

图 5-3-17

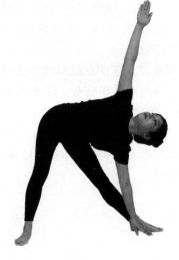

图 5-3-18

5. 尽量向侧弯曲，保持 3~6 次舒适的呼吸。

6. 吸气时，左手指尖向上引领，拉起躯干，还原到基本三角式。

7. 呼气时，双臂落于体侧。

8. 按照以上步骤，练习反方向。左右各练习 3 次。

保健功效：

这个姿势可以帮助消除腰围区域的多余的脂肪，强壮髋部的肌肉。

（四）侧角伸展式

1. 双腿开立站好准备，双脚略比肩宽，脚尖微微指向外。

2. 吸气时，双臂经体侧抬起，与地面平行。右脚尖向右侧转 90 度，头转向右边成弓步，大腿与地面平行，眼睛看右手指尖。

3. 呼气时，上体向左侧屈，左手肘撑在左膝关节上方，右臂向上伸展夹耳朵，头部转看向上方，整个躯干向上和向后方伸展打开，使手臂、躯干和腿部成一条直线，注意力集中到伸展的背部和脊柱，保持这个姿势 3~6 次呼吸（见图 5-3-19）。

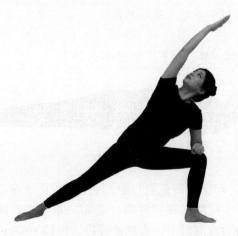

图 5-3-19

4. 吸气时，慢慢伸直双腿，抬起上体，放下手臂还原至起始位置。

5. 按照以上步骤，练习相反方向。

保健功效：

强壮腿部，可以在腿部的力度和灵活性之间形成一种动态平衡，伸展侧腰部的肌肉，同时它也可以增加胃肠蠕动，促进排泄。

（五）侧角扭转式

1. 吸气时，左臂经体侧向上伸展；呼气，屈髋向左扭转脊柱，右手落在左脚的内侧，同时右腋窝抵左膝内侧，左臂向上伸展，两前臂成一直线，目视上方，保持3~6次呼吸（见图5-3-20）。

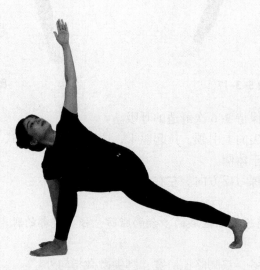

图5-3-20

2. 吸气时，缓慢伸直腿，还原。

3. 按照以上步骤，练习体式的反方向。

保健功效：

加强躯干两侧、背部与双腿后侧的肌肉力量，缓解背部不适，灵活脊柱，按摩腹部。提高平衡控制力，改善循环系统和淋巴系统的功能。

（六）倒箭式

1. 仰卧，两臂放在体侧，掌心向下（见图5-3-21）。

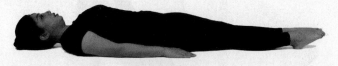

图5-3-21

2. 吸气时，伸直双腿，向上抬高直到与地面垂直（见图5-3-22）。

3. 吸气时，手臂下压，使髋部和后背离开地面，双手托着髋部，躯干与地面成45度角，脚尖指向后上方，重心放在双臂上，自然地呼吸，保持10~30秒（见图5-3-23）。

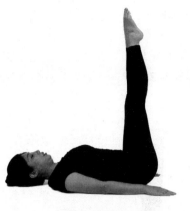

图 5-3-22

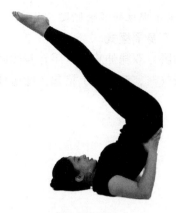

图 5-3-23

4. 吸气时，收腹，不要太快，用双手支撑着髋部，缓慢地把脊柱一节节地放到地上，双腿有控制地落到地面上。

5. 完全地放松。再练习 2 次。

警告：

有颈部问题、心脏或血液循环问题（如高血压）的人以及月经期者不宜练此体式。

保健功效：

改善血液循环，减轻静脉曲张引起的压力和疼痛，恢复双腿活力，缓解哮喘和支气管炎，增进生殖系统的健康，调节荷尔蒙的分泌。

（七）鱼式

1. 平躺于地面，双手放于臀部的下方，垫高臀部（见图 5-3-24）。

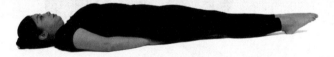

图 5-3-24

2. 吸气时，胸部向上挺起，抬头，头部与臀部靠近，保持这个姿势 3~6 次呼吸（见图 5-3-25）。

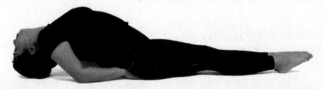

图 5-3-25

3. 呼气时，还原到平躺位置。

保健功效：

有助于消除背痛和防止疝气，缓解精神压力，强化免疫系统，消除臀部、腕部、腰部、腹部、大腿等部位的多余脂肪，使身体线条优美、流畅。

（八）下身摇摆式

1. 仰卧，双腿伸直，双手在身体两侧打开，掌心贴地面。
2. 吸气时，双腿向上抬起，膝盖伸直（见图5-3-26）。

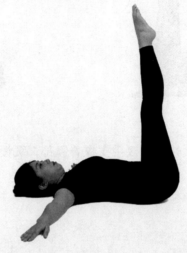

图 5-3-26

3. 呼气时，双腿落向身体的左侧，脚尖沿着左手指尖的方向伸直，头回看向右侧，双肩贴地（见图5-3-27）。

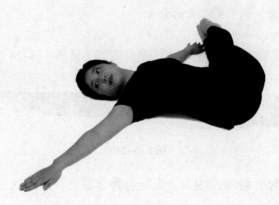

图 5-3-27

4. 吸气时，双腿还原至中间位置。
5. 呼气时，双腿落下，还原至起始位置。

注意：
　身体和双腿向左右两侧摆动时，保持双臂及肩部紧贴地面。

保健功效：
增强腹部及大腿的力量，对背部、肩部及腹部的内脏器官有很好的按摩作用。

（九）弓式

1. 俯卧于地面，双臂位于体侧，掌心向上。
2. 屈膝，尽量收紧小腿，让脚跟靠近臀部，双手抓住脚踝（见图5-3-28）。

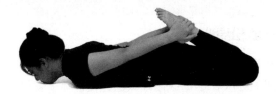

图 5-3-28

3. 吸气时，尽量翘起躯干，头部向上抬，同时把双腿向后、向上拉伸，尽量让大腿离开地面，保持这个姿势 3~6 次呼吸，保持正常呼吸，不要憋气（见图5-3-29）。

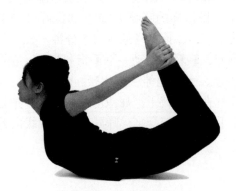

图 5-3-29

4. 呼气时，躯干和大腿慢慢落回地面，然后，松开双手，伸直膝盖，将双腿落回地板上。把头转向侧面，脸颊贴地，彻底放松。
5. 按照以上动作步骤再练习 2~3 次。

提示：
　　练习时如果觉得这个姿势的难度过大，可以做弓式的变式。双手握住脚踝后，尽量使躯干离开地面，就不要将双腿离开地面或向后拉伸。

保健功效：
　　弓式是一个极佳的姿势，使整个背部肌群得到锻炼和增强，帮助缓解由于疲劳而产生的疼痛和僵硬。同时，使胸部和腹部肌肉得到强壮，髋部和肩背部的肌肉以及关节得到放松。还能够按摩肝脏、肾脏和膀胱等内脏器官，使其获得更多的血液供给，改善其功能。

扫码观看
教学视频

第四讲　瑜伽休息术

休息术引导词——放松身心

请大家找一个舒适坐姿，也可以平躺在垫子之上，两腿分开，手心朝上，慢慢地闭上双眼，调整呼吸，保持自然的呼吸，尽量放慢呼吸的速度。

吸气，呼气，保持身体的寂静和平和的状态，缓缓地吸气和呼气，去放松身体，去放空，去安安静静地休息一会儿。

想象你曾经去过的一个风景优美的地方，例如公园、河边或大海边，想象你正在这个地方。感觉你正躺在那里，正呼吸着新鲜的空气。现在缓缓地吸气，腹部向外鼓出，呼气的时候腹部向内收缩，尽量轻柔。做这样的呼吸 10 次。当深呼吸结束时，感觉自己就像快要睡着一样，现在在你已经彻底放松了。保持这样的状态 3 分钟。

请大家慢慢地把意识收回，轻轻地活动一下手指和脚趾，左右活动一下你的脖子，然后深深地吸气，双手高举过头顶，大大地伸一个懒腰，然后呼气，将体内的疲倦都呼出体外，慢慢地转动你的身体，头部枕在右大臂上，屈双膝靠近胸部，放松一下你的心脏，依然保持自然的呼吸，然后慢慢地左手推地坐起身来，睁开双眼，视线由近及远。

⊚ 心理学小贴士

拜日式——融入感恩与博爱之心

在心理学的广阔领域中，感恩与博爱被视为促进个人幸福与和谐人际关系的核心要素。感恩是一种积极的心理状态，它促使我们关注并珍惜生活中的美好，从而提升自我满足感与幸福感。这种心态不仅有助于我们建立更加稳固的人际关系，还能增强心理韧性，使我们在面对挑战时更加坚韧不拔。而博爱，则是一种超越个人界限的情感，它鼓励我们以开放和包容的心态去接纳他人，理解并尊重不同的观点与差异。通过培养博爱之心，我们能够建立更加紧密的社会联系，促进合作与共赢。因此，在日常生活中，我们应当有意识地培养感恩与博爱的习惯，让它们成为我们心灵成长的源泉，助力我们在复杂多变的世界中找到属于自己的幸福与宁静。

1. 感恩之心，始于足下

在开始练习拜日式之前，静立冥想片刻，心中默念或想象对自然、身体、家人、朋友乃至生命的感激之情。让这份感恩成为你每一次呼吸、每一个动作的起点，让练习不仅仅是体式的流动，更是心灵的洗礼。

2. 每一式，每一念

在完成每一个体式时，体会身体的柔韧与力量，感恩身体给予你的每一次挑战与回应。想象每一次伸展都是对过去努力的肯定，每一次深入都是对自我的超越，这份感恩将激发你更深的内在力量。

3. 呼吸之间，传递爱意

专注于呼吸，让每一次吸气都像是吸入宇宙间的爱与能量，每一次呼气都是将内心的感恩与善意释放给周围的世界。在拜日式的连续动作中，让这份爱如同潮水般涌动，连接自己与他人，乃至整个宇宙。

4. 宽容为怀，接纳万物

在练习过程中，难免会遇到身体的极限或挑战，此时正是培养宽容心态的好时机。接纳自己的不完美，理解每一次失败都是成长的契机。用宽容的心态去面对挑战，你会发现，每一次坚持都让自己变得更加坚韧不拔。

5. 感恩与博爱，生活的艺术

将拜日式中学到的感恩与博爱之心带入日常生活。无论是与家人相处，还是在职场拼搏，都保持一颗感恩的心，善于发现他人的优点与美好。同时，以博爱的态度去对待每一个人，无论亲疏远近，都能传递温暖与善意。

6. 持之以恒，感恩常在

感恩与博爱的习惯并非一朝一夕就能养成，它需要我们持之以恒的努力与实践。将拜日式作为日常的一部分，让这份练习成为你生活中不可或缺的一部分，让感恩与博爱之心成为你人生的底色。

◎ 练习题

1. 冥想最早的文字记载是在（ ）中。

A.《吠陀经》　　　B.《梵经》　　　　　　C.《薄伽梵歌》　　　　　D.《森林书》

2. 瑜伽休息术的关键就是（ ）。

A. 冥想　　　　　B. 放松　　　　　　　C. 调息　　　　　　　D. 制感

3. 拜日式可用于热身，有利于舒展身体，平和内心。（ ）

A. √　　　　　　B. ×

4. 排序题，将序号答案按顺序依次填入横线内。

瑜伽呼吸是指有意识地延长吸气、屏气、呼气的时间，吸气是_____、屏气是_____、呼气是_____。

①去除一切思考和情感　②接受宇宙能量的动作　③使宇宙能量活化

5. 讨论一下瑜伽休息术有哪些功效。

第六单元

稳定根基——自我保护、安全体验

扫码观看
教学视频

第一讲　瑜伽与终身体育

一、高校大学生练习瑜伽的益处

大学生如今面对的不仅仅是学业上的压力，还有来自社会上的期待与严峻的就业压力，而生活的脚步总是行进得太快，每个人都需要不停地赶路。这快节奏的生活往往会使人感到麻木、烦躁、疲惫，而瑜伽无疑是最适合大学生的运动之一。瑜伽是一项可以随时随地做的运动，在你心情烦闷时、在你身体不适时、在你感到压力很大时，抑或是在空旷的校园草坪上、在宿舍里、在家中，你都可以通过简单的瑜伽动作舒缓身心，使自己成为一个阳光向上积极的大学生。所以让瑜伽来帮你逃离嘈杂，回归平静，聆听内心，完美自己吧。

瑜伽练习通过瑜伽呼吸法、体位法、冥想和休息术的练习，可达到舒展筋骨、放松身心、健美形体、通畅经络的效果，从而使练习者在健身的同时消除疲劳、缓解压力。在健身瑜伽课上，学生在安静的环境中，聆听着柔和的音乐和教师轻柔的语音来进行瑜伽姿势和瑜伽冥想练习，慢慢集中注意力，调整呼吸，使呼吸变得均匀缓慢，排除杂念，敞开心扉，释放生活学习中的压力，从而养成一种积极乐观、良好健康的生活态度，最终使身体和精神两方面都健康，这对于大学生来说是尤为重要的。

当下社会竞争压力大，压力大就容易使人产生烦躁、不安、情绪不稳定的状况。而瑜伽恰恰可以帮助我们稳定情绪，建立积极、自信、乐观的心态，同时保持内心平和、安静，使人变得更有耐心。有学者研究发现，瑜伽最为明显的作用就是可以减低学习者内心的焦虑情绪和压力，并且通过修炼可以提高心理上的抗挫折能力，从而实现通过体育运动治疗心理上的不健康状态。通过一次次调整呼吸、舒展动作来释放内心的压力，让自己认真地聆听来自内心的声音，抛去烦恼，重新认识自己、认识他人。除此之外，瑜伽还能有效地开发创造力，增强记忆力；有效地提高思维能力，集中注意力，让我们更好地进行下一步的学习和生活。每做一次瑜伽都是对心灵最好的净化、对精神最好的升华。

瑜伽最大的功效在于调心，练习瑜伽可以使大脑得到充分休息，使自主神经所引发的不快感消失无踪，而且原先焦躁的性格也会有所改善，从而促进身心平衡发展。

二、树立终身体育理念

"生命在于运动"，这是我们常听到的一句话，它揭示了体育运动应是人们终身的事业，这样我们的生命才会健康、绵长。终身体育是指一个人终身进行身体锻炼和接受体育教育。终身体育的含义包括两个方面的内容：一是指人从生命开始至生命结束的过程中学习与参加身体锻炼，使终身有明确的目的性，使体育成为一生中不可缺少的重要内容；二是在终身体育思想的指导下，以体育的体系化、整体化为目标，为人在不同时期、不同生活领域中提供参加体育活动机会的实践过程。

瑜伽无疑是成为人们终身体育的最好选择之一。瑜伽的本质关心的是每一个生命以及每一个生命的内心与精神，它是人们一生的好伴侣。同时瑜伽的受众范围很广，无论男女老少都能够参与练习，而且瑜伽能很好地将强身健体与修身养性结合起来，身体与心灵的双重健康正是人们所需要的。

每天让瑜伽参与你的生活，它便会成为你终身的事业。除了让瑜伽变为一种习惯，我们还应改变自己本身的思想，树立终身体育理念。当你劳累一天之后，最好的休息并不是躺在沙发里看电视，这样不但不会使你的身体得到真正的放松，反而会徒添其他的身体问题。我们应树立一种健康的理念，就是通过运动来舒缓身心，放松身体，而最好的选择就是瑜伽。你可以关掉电视，放着舒缓的音乐，通过瑜伽让自己的身心得到真正的放松，舒缓你的疲劳，抛去一天的烦恼，放下一切外在的纷杂，与自己的内心零距离，真正地去感受自己的生命，回归内心的平静。我们应有这样一种理念，让运动成为你生活中的调节器，而不是零食和电视。只有你树立了正确的终身体育理念，瑜伽才会真正融入你的生活中，成为你终身的挚友。

三、瑜伽与终身体育相结合

要将瑜伽与终身体育结合起来，就要将瑜伽融入生命中，把它当作生活的一部分。不要将瑜伽仅当作是一项体育运动，应该让它成为一种生活方式。每天坚持练习瑜伽，工作学习时、闲暇时、临睡前，都可以做几个简单的瑜伽动作帮助自己调整身心，更好地渐渐将自己与瑜伽相融合。这样每天通过瑜伽来修身养性，关注自己的内心世界，重新审视自己的生命，洗涤心灵，让自己焕然一新，每一天都拥有新的生活。瑜伽在你每次的一呼一吸中与你融为一体，成为你生活中最必不可少的内容。

当然，若想让瑜伽成为你的终身体育，你还必须懂得如何去享受瑜伽，让它变成你生活中的快乐因子。这就需要你真正懂得瑜伽，通过了解它的渊源、本质、作用等让自己意识到瑜伽对自己的重要性，不要盲目地去练习，因为若你不了解一样东西，你是不会喜欢它的。所以要明白每一个动作的作用，要深刻了解瑜伽的本质，懂得如何去享受瑜伽的每一个动作和每一次呼吸，让自己真正地喜欢上瑜伽。

所以将瑜伽与终身体育相结合并不难，重要的是你是否愿意去做。让瑜伽来改变你的生活，带你体验真正精彩的生命吧！

扫码观看
教学视频

第二讲　冥想入静——安全与自我保护

冥想引导词

请大家选择最舒适的坐姿坐于垫面上，调整好身体，让我们的身心慢慢沉静下来，尝试立直脊柱，放松双肩、肘、腕，放松我们的头颈，舒展眉心。

放松整个面部，想象整个面部就像盛开的花朵，正在不断地长大、盛开，散发着迷人的芬芳；放松我们的脊柱、背部，深入地观察我们的脊椎、臀部，观察臀部和大腿的连接点，想象我们的臀部和双腿就好像树的根一样，正在承载着我们的身体根植于大地，我们的脊柱获得自下而上的延伸感，进而让我们的身体像山一样矗立在这里，完全地放松。

当外在的身体放松之后，让注意力回到我们的呼吸上，关注到每一次吸气和呼气，体会到此时我们的呼吸就像蚕丝一样，丝丝柔滑，每一次的吸气和呼气都是如此柔和，去感受呼吸时你身体的变化，感受吸气时的清凉和呼气时的释放，体会吸气时的扩展，感受呼气时的回归，静静地吸气，完全放松地呼气，透过呼吸去关心，去感受内在的平缓、祥和、自在，去享受内心的柔和平静。随着静坐时间的延长，脑海里的杂念在不断地减少，身心越来越向内，让我们真实的自己安住其中，并不断地融入这里的空间，融入当下的环境，静静地吸气，缓缓地呼气，感受内在的自己……

扫码观看　　　扫码观看
教学视频　　　教学视频

第三讲　稳定根基

（一）复习拜日式

1. 祈祷式：山式站姿立于垫子的前端。吸气时，双手臂经身体两侧抬起至耳侧，双手头上合十。呼气时，手臂落于胸前，双肩放松下沉。

2. 展臂式：吸气时，双手指尖前伸，抬起至耳侧，脊柱向上延展。呼气时，身体后屈，双臂向后延伸。

3. 前屈式：吸气时，拉起上体。呼气时，双手在耳侧，以髋为折点，背部向下伸展，腹部、胸腔、下巴依次贴靠双腿前侧，重心微微前移。双手落于脚的两侧。膝关节伸直，拉伸腿部后侧。

4. 骑马式：右腿向后撤一大步，左小腿垂直地面，左膝不要超过脚尖，或大于90度。吸气时，力量落在髋关节上，髋关节下沉，手指推地，脊柱向上延伸，扩展胸腔，抬头看上方。

5. 下犬式：左腿向后撤一大步。呼气时，双手五指张开推地（所有手触地的动作都要五指张开，虎口压地）腰肌收紧，眼看双脚的方向，力量推向臀部，骶椎向上顶，脚后跟外展向下踩，成下犬式。

6. 斜板式：吸气时，身体重心前移，两手臂支撑起身体，保持头、背、臀、腿都在一条直线上，收紧腰背部与臀部肌肉。

7. 八体投地式：呼气时，膝盖着地，肘关节弯曲，胸部贴地面，延长脊柱。

8. 眼镜蛇式：吸气时，高抬臀部，胸部和下巴沿着地面向前滑出去，推起上体，双肩下沉，胸廓打开，臀部收紧，双眼平视前方。

9. 下犬式：呼气时，依次下落腹、胸、头部；吸气时，双腿伸直，臀部向上提起，腰肌收紧，双手五指张开推地，眼看双脚的方向，力量推向臀部，骶椎向上顶，脚后跟外展向下踩。

10. 骑马式：右脚向前迈一大步，右脚踩在两手之间。髋关节下沉，手指推地，脊柱向上延伸，扩展胸腔，抬头看上方。

11. 前屈式：呼气时，上体向前倾，左腿收回，重心前移，双腿并拢；吸气时，慢慢伸直膝盖，尽量保持头、胸、腹部与大腿前侧贴近。

12. 展臂式：吸气时，拉起上体，双手臂经身体两侧到头上双手合十，伸直脊柱；呼气时，身体后屈，双臂向后延伸。

13. 祈祷式：吸气时，上体还原到直立；呼气时，双手落于胸前。调整呼吸，开始反方向的练习。

保健功效：

拜日式作为一个整体对身体各个不同的系统都产生良好的影响。例如消化系统、循环系统、呼吸系统、内分泌系统、神经系统和肌肉系统等等。并且帮助各个系统相互达到和谐状态。使人体更加健康、充满活力。心灵更加警醒、清晰。

（二）树式

1. 山式站姿，双脚并拢或稍分开。

2. 提起右脚跟，脚趾着地，重心放在左脚。眼睛注视固定的一点有助于稳定姿势。

3. 吸气时，抬起右脚，握着右脚踝，脚面靠近腹股沟，脚心翻向上，保持髋部朝向正前方，右膝朝着右外侧，双手在胸前合十（见图 6-3-1）。站稳以后，双臂慢慢高举过头，保持肩膀下沉。躯干从腰往上延伸，眼睛看向前上方，轻轻收腹。平稳均匀地呼吸，保持 3~6 次呼吸。

4. 呼气时，合掌回到胸前，右脚放回地上，两臂放到体侧。

5. 按照以上步骤，练习反方向。

6. 放松，体重均匀地分布在双脚上，也可做踏步放松。

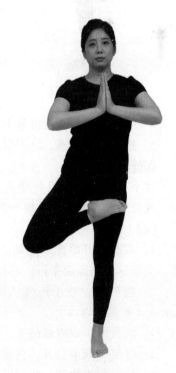

图 6-3-1

保健功效：

这个瑜伽姿势能加强腿部、背部和胸部的肌肉。强健两踝，改善人体态的稳定与平衡。促进心态的平和，也可增强集中注意的能力。它能够放松两髋部位，并对胸腔区域有益。

（三）舞王式

1. 山式站姿。

2. 吸气时，弯曲右腿膝盖，用右手握住右脚踝关节，左手向上举，保持这个姿势1~3秒钟（见图6-3-2）。

3. 吸气时，右手握住右踝，尽可能将右腿抬高，右小腿向外伸展，右大腿和地面平行，右腿胫骨与地面垂直，上体和腿部向身体中线靠拢，左臂向左前上方伸展，正常呼吸，保持这个姿势3~6次呼吸（见图6-3-3）。

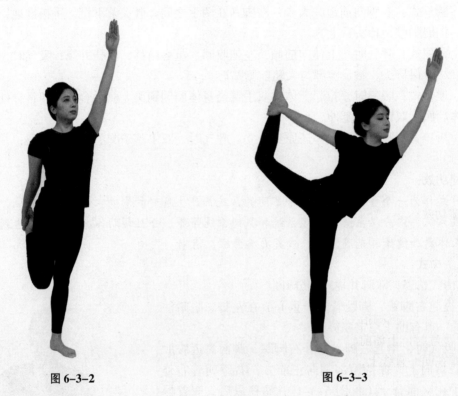

图6-3-2   图6-3-3

4. 呼气时，右腿慢慢落下，松开右手，手臂落于体侧。重新回到山式站姿。

5. 按照以上步骤，练习反方向。

保健功效：

这个平衡姿势使肩胛骨得到完全的运动，胸部得以完全的扩张，伸展肩膀、胸部、大腿、腹股沟和腹部，强健腿和脚踝，整个脊椎都可以从这个姿势中得到益处，提高平衡感。

（四）战士一式

1. 双脚打开略比肩宽站立，左脚尖向左侧转开，右脚尖内扣大约30~45度，弯曲左膝，大腿尽量与地面平行，身体躯干转向左方。

2. 吸气时，双手慢慢从体侧上举至头顶上方，双手合十，保持手臂伸直，自然呼吸3~6次（见图6-3-4）。

3. 吸气时，双眼看前方，伸直左膝盖。

4. 呼气，两手分开，自然放于体侧。

5. 按照以上步骤，练习反方向。

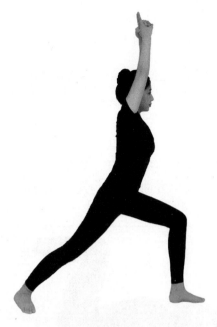

图 6-3-4

保健功效：

减少腹部、腰两侧多余脂肪。扩张胸部，伸展颈部，延缓衰老。增强人的平衡感及集中注意力的能力，消除下背部及肩部的肌肉紧张，纠正骨盆前倾。

（五）战士三式

1. 从战士一式进入体式。

2. 吸气时，挺胸抬头，眼睛看向手的方向，肩膀向下沉。

3. 呼气时，上体前屈，重心前移，慢慢将右腿抬起，伸直左膝，保持右腿、上身躯干、头、手臂在同一直线上，保持 3~6 次呼吸（见图 6-3-5）。

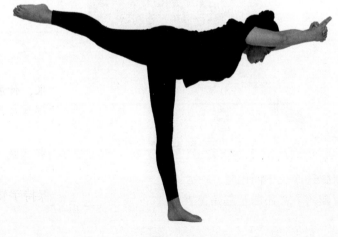

图 6-3-5

4. 吸气时，屈左膝，右脚尖回落到地面。

5. 呼气时，两腿伸直，转向正面，两手臂放下。

6. 按照以上步骤，练习反方向。

保健功效：

增强身体的平衡感及高度集中注意力的能力，腹部自动向内收紧，腹部内脏器官得到按摩，增强脊柱的柔韧性。

（六）下身摇摆式（退阶动作）

1. 仰卧，双腿伸直，双手在身体两侧打开，掌心贴地面。

2. 吸气时，双腿向上抬起，弯曲膝盖，小腿与地面平行，大腿与地面垂直（见图 6-3-6）。

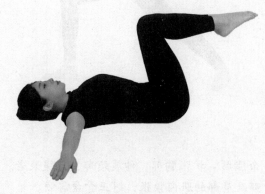

图 6-3-6

3. 呼气时，双腿落向身体的左侧，膝关节找向地面，头回看向右侧，双肩贴地（见图 6-3-7）。

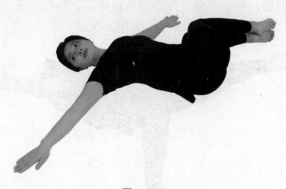

图 6-3-7

4. 吸气时，双腿还原至中间位置。

5. 呼气时，双腿落下，还原至起始位置。

注意：

身体和双腿向左右两侧摆动时，保持双臂及肩部紧贴地面。

保健功效：

增强腹部及大腿的力量，对背部、肩部及腹部的内脏器官有很好的按摩作用。

（七）复习倒箭式

1. 仰卧，两臂放在体侧，掌心向下。

2. 吸气时，伸直双腿，向上抬高直到与地面垂直。

3. 吸气时，手臂下压，使髋部和后背离开地面，双手托着髋部，躯干与地面成45度角，脚尖指向后上方，重心放在双臂上，自然地呼吸，保持10~30秒。

4. 吸气时，收腹，不要太快，用双手支撑着髋部，缓慢地把脊柱一节节地放到地上，双腿有控制地落到地面上。

5. 完全地放松。再练习2次。

> **警告：**
> 有颈部问题、心脏或血液循环问题（如高血压）的人及月经期者不宜练此式。

保健功效：

改善血液循环，减轻静脉曲张引起的压力和疼痛，恢复双腿活力，缓解哮喘和支气管炎，增进生殖系统的健康，调节荷尔蒙的分泌。

（八）肩倒立式

1. 仰卧，双腿并拢，双手放体侧，掌心向下（见图6-3-8）。

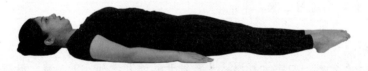

图6-3-8

2. 吸气时，抬起腿与地面垂直，停留2~3秒钟（见图6-3-9）。

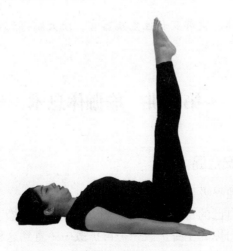

图6-3-9

3. 吸气时，抬起臀部，双手托起上体，撑在背部，上体和下肢最终垂直于地面，双手托腰背部，下巴抵胸骨，保持这个姿势 3~6 次呼吸（见图 6-3-10）。

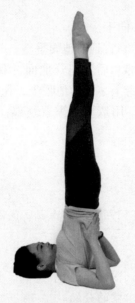

图 6-3-10

4. 呼气时，双手托住后背有控制地落回地面，然后慢慢落下双腿，还原至仰卧。
5. 休息 20 秒。再练习 2 次。

> **警告：**
> 　一般坚持 3~5 分钟，初学者可以从几秒钟开始逐渐增加。甲状腺、肝脾肿大、高血压患者及心脏病患者不宜练习，月经期间不适合做此动作。

保健功效：
滋养双腿、脊柱、颈部、腹部及女性生殖器官，使大脑得到更多血液供应，驱除心理障碍，有助于缓解哮喘、支气管炎。

第四讲　瑜伽休息术

扫码观看
教学视频

休息术引导词——安全岛

请闭上眼睛，慢而深地呼吸，慢而深地呼吸……

请从头到脚扫描一下自己的身体，找到一个最温暖、最放松、最舒服的部位，感到这种温暖、放松和舒服的感觉向你的全身扩散……再扩散……直到这种温暖、放松和舒服的感觉充满了整个身体。

下面，我想邀请你，为你自己构建一个"安全岛"，构建一个只属于你自己的"安全岛"。它是在你的想象中的，它应该是有边界的，任何人未经你的允许是不可以拜访的。你可以带一些你喜欢的物品放到你的"安全岛"上，这个地方是能够给你最安全、最舒服、最放松感觉的地方。

下面我们来看看你的"安全岛"具体是什么样的？

想象它的边界、物品（形状、颜色、大小、质地）、声音、气味、皮肤感觉（温度、呼吸、四肢肌肉）。

下面我想邀请你，设计一个只有你自己知道的手势，来代表你的"安全岛"，在以后的日子里，每当你意识到或者无意识地感到需要的时候，只要你一做这个手势，你就会回到这个安全的地方，安全的感觉就会立即回到你的身上。

下面我想邀请你带着安全、舒适、放松的感觉，以及你为你的"安全岛"所设计的手势，慢慢地回到这间屋子里来，在你回来以后，你的心情会更愉快，你的身体会更放松，你的记忆力会更好。

下面，请跟我一起做，深吸一口气，深呼一口气，动动手指，慢慢睁开眼睛。

◉ 心理学小贴士

构筑自我保护与安全体验的坚固防线

在追求个人成长与稳定发展的过程中，自我保护与安全体验的重要性不言而喻。这背后有着深厚的心理学依据作为支撑。首先，强化自我认知与接纳，依据自我决定理论，当我们更深入地了解自己的需求、价值观和脆弱点时，便能更自主地做出决策，从而更有效地保护自己。其次，培养风险意识与评估能力，这符合认知心理学中的风险评估模型，通过训练我们的思维模式，我们能够更加敏锐地识别潜在威胁，并做出恰当的应对。

情绪调节机制的建立，则是基于情绪智力理论，它强调通过学习和实践，我们可以更好地管理自己的情绪，避免情绪冲动带来的不良后果。在人际交往中，社交智慧与边界感的培养，则借鉴了社会心理学中的关系理论和界限理论，它们指导我们如何在复杂的人际关系中保持自我，同时建立健康、相互尊重的关系。

此外，提升应对突发事件的能力，不仅关乎个人的应急技能，更与压力管理、认知重构等心理学理论紧密相连。这些理论帮助我们在危机时刻保持冷静，有效应对，减少心理创伤。同时，促进身心健康，也是基于健康心理学的研究，它强调了身体与心理之间的紧密联系，以及通过健康的生活方式来增强自我保护能力的重要性。

◉ 练习题

1．拜日式多数是在清晨，面对_____的方向来练习这一组姿势。

2．_____贯穿于瑜伽冥想、瑜伽体式和休息术所有练习当中。

3．瑜伽（　　）是一种呼吸技巧，为脑部提供更多氧气，令整个精神状态变得平静和积极，并可以调节体内的能量。

　　A．冥想　　　　　　　B．入定　　　　　　　C．调息　　　　　　　D．自律

4.（　　）是指身体在某一个舒适的姿势上维持一段时间，并保持深长而有力的呼吸。

A．瑜伽呼吸　　　　B．瑜伽体位　　　　　　C．瑜伽冥想

5．业瑜伽中的"业"指的是（　　）。

A．工作　　　　　　B．业力　　　　　C．作业　　　　　D．行为

6．简述练习战士三式的步骤以及对身体的益处。

第七单元

舒缓肩颈——保持警醒、善始善终

第一讲　冥想从躺砖开始—— 专注于自我表达与洞察力

扫码观看
教学视频

冥想引导词

躺在垫子上，取两块瑜伽砖，一个置于肩胛下方，一个置于枕骨下方，双腿打开略宽于骨盆，双手放在身体两侧，掌心朝上（见图7-1-1）。现在，轻轻闭上眼睛，将意识向内收，放松额头，放松面部表情，观察你的呼吸，一个接着一个，循环不止，观察呼吸给身体带来的细微变化，感受瑜伽砖对你身体的支撑，枕骨下方的瑜伽砖让你的颈部更加稳定和舒适，肩胛骨下方的瑜伽砖能够让双肩更加放松，甚至锁骨下方到前胸这个部位都更加舒展。注意，你只是去观察，不做任何反应与判断。

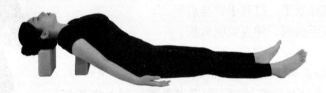

图7-1-1

继续专注在呼吸上，觉知吸气时气息在鼻腔中的流动，觉知呼气时肺部的收缩，觉知气息从鼻腔到肺部的整个流通过程。接下来请将你的意识更多地专注在呼气上，去体会每一次呼气时身体的自然放松，尤其是双肩下沉时肩胛骨下方的瑜伽砖对你身体的反支撑力，这股相对的力量在呼气的过程中，使你的颈部和肩膀区域越来越舒展、越来越放松……

慢慢地，你的呼吸变得均匀、流畅、平缓，而肩颈部位的内在能量也在不断地被激活并流动，感觉气息的能量慢慢流遍全身。

继续保持这种状态，深长缓慢地呼吸……随着柔和的呼吸，感觉身心变得平静，安宁。

慢慢地，收回意识，舒展眉心，嘴角微微上扬，给自己一个自信的微笑，让这种微笑的感觉传遍全身。

然后做手臂的绕环，坐起含胸低头，双臂环抱住膝盖。

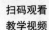

扫码观看
教学视频

扫码观看
教学视频

第二讲　舒缓肩颈

（一）牛面式

1. 直角坐姿，弯曲左膝，左脚放于右臀外侧，弯曲右膝，双膝上下叠加，右脚放于左臀外侧，脚掌心向上，臀部均匀坐于垫子上，脚背尽量贴地（见图7-2-1）。

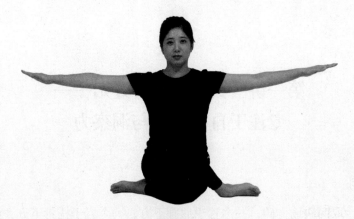

图 7-2-1

2. 吸气时，双手打开与肩平。左臂上，右臂下，弯曲手臂在体后，双手向后十指交扣（双手抓不到的可先抓绳子或毛巾），眼看前侧，保持呼吸。脊柱成一条直线，感受脊柱的延伸，双肩平行，放松，保持3~6次呼吸（见图7-2-2）。

3. 吸气时，解开双手，打开手臂与肩平。

4. 呼气时，双手落回，伸直双腿放松。

保健功效：

增加人体躯干和头部区域的血液供应，唤醒大脑，使头部、肩膀产生轻盈的感觉，强化背、胸，打开肩关节，增加它们的灵活性，伸展大腿肌肉，强化膝关节，增加膝盖灵活性，使人神清气爽，对脑下垂体有好处。

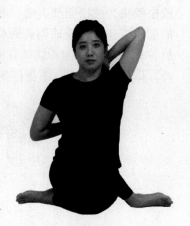

图 7-2-2

（二）复习猫伸展式

1. 跪在地面上，臀部坐在脚跟上，伸直背部。

2. 抬起臀部，双手放在地上，成四脚式。

3. 吸气时，抬头、塌腰、翘臀，收缩背部肌肉，保持1~2次呼吸。

4. 呼气时，低头、含胸拱背、脊柱向上拱起，保持1~2次呼吸。

5. 把这两个动作做6~12次。

注意：

练习时双臂伸直，垂直于地面。

保健功效：

对于女性来说，这是极佳的姿势，使脊柱更加富有弹性，放松颈项和肩膀，滋养神经系统，改善血液循环，增进消化功能并有助于消除腹部区域多余的脂肪。在月经期间，它有助于减轻月经痉挛的疼痛和改善月经周期不规则。

（三）虎式平衡式

1. 四脚式跪在垫面上，大腿和手臂垂直于地面，双脚双手分开与肩同宽。

2. 吸气时，抬右腿向后伸展，保持与地面水平，左手臂向前上方伸展，伸直左手臂，手指向远处延展，手臂和肩膀背部成一条直线，保持 3~6 次呼吸。（见图 7-2-3）

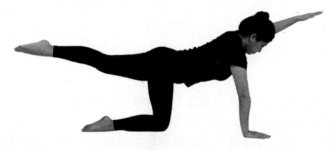

图 7-2-3

3. 呼气时，左手臂和右腿慢慢还原至起始位置，练习反方向。

保健功效：

改善肩颈、腰背的疼痛、强化核心和平衡能力，翘臀美腿。

（四）虎式拉弓式

1. 四脚式跪在垫面上。

2. 吸气时，右腿向后抬起，弯曲膝盖，左手向后握住右脚踝关节，保持中心的稳定（见图 7-2-4）。

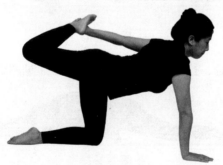

图 7-2-4

3. 再次吸气时，大腿向上延伸，小腿向外伸展，髋部保持水平，右手推地，胸腔向上提，保持 3~6 次呼吸（见图 7-2-5）。

4. 呼气时，松开左手，还原至起始位置。

保健功效：

使脊柱更灵活，缓解腰背部酸痛感，有助于脊柱的柔软和神经的放松，强壮脊柱神经和坐骨神经，减少髋部和大腿区域的脂肪，同时可以塑造臀部和背部线条。

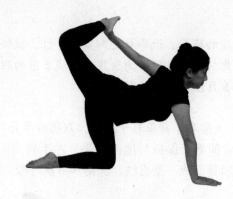

图 7-2-5

（五）简易鸽子式

1. 下犬式进入。

2. 收左腿向前落在垫面上，左脚靠近右侧腹股沟，髋部朝向正前方，身体立直，将右腿向身体的正后方伸直，脚背贴地，顺势右腿贴地。

3. 吸气时，抬起上体，双臂也可以向两侧抬起成侧平举，后背部向上延伸，双肩成一字，保持 3~6 次呼吸（见图 7-2-6）。

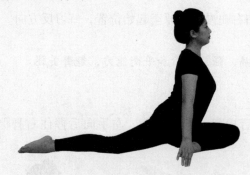

图 7-2-6

4. 呼气时，上体向前合，拉伸和放松后背肌肉韧带（见图 7-2-7）。

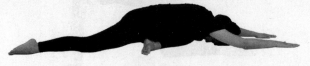

图 7-2-7

5. 吸气时，抬起上体，练习反方向。

保健功效：

强化大腿及小腿，让腿部肌肉结实有弹性，塑造腿部曲线，使腰身更柔软、纤细，除此之外，也可以消除手臂上多余的赘肉。

（六）领结式

1. 俯卧，双腿向后完全伸直。肘关节弯曲 90 度，双手于体前平放在瑜伽垫上。头部、胸部上抬离开瑜伽垫。

2. 左臂从右臂后伸出，左臂位于右臂正后方。左掌掌心向上，前臂向下推地面。

3. 右臂向左侧伸出，和左臂朝向相反方向，继续保持双臂前后重叠。右手平放在瑜伽垫上，前臂向下推地。

4. 尽量向两侧相反方向延伸手臂，身体前倾直到前额接触地面，胸部放在交叉的双臂上，依靠重力下拉身体，保持姿势，通过鼻子缓慢、平稳地呼吸，保持3~6次呼吸（见图7-2-8）。

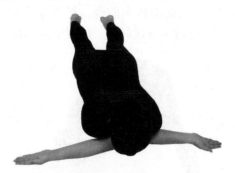

图 7-2-8

5. 慢慢恢复至起始姿势，交换双臂重复动作。

保健功效：

该体式依靠自身的体重进入姿势，并深层拉伸肩关节。这是一个让人平静的体式，可以伸展背部，纠正不良姿势。

（七）骑马式

1. 下犬式进入。

2. 收左腿向前迈一大步，左脚踩在两手之间。慢慢抬起上身，双手拿瑜伽砖向上举过头顶，手臂、躯干和腿部成一条斜线，保持这个姿势3~6次呼吸（见图7-2-9）。

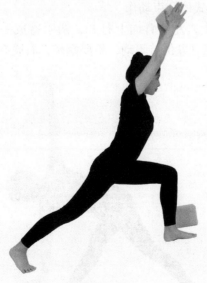

图 7-2-9

3. 呼气时，左膝盖伸直，慢慢抬起上体。

保健功效：

按摩腹部器官，改善其活动功能；加强两腿肌肉，增强平衡能力；增加脊柱弹性，扩展胸腔，灵活髋关节。

（八）三角前屈式

1. 准备姿势，左腿在前，右腿在后，两腿前后站立。

2. 吸气时脊柱向上延伸，呼气时上体向前合，把瑜伽砖调整到第二高度，双手拿瑜伽砖的长边。双腿膝盖尽量伸直。保持3~6次呼吸。（见图7-2-10）

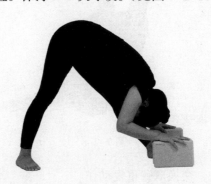

图 7-2-10

保健功效：

瑜伽前屈式可以消除腰痛，有助于缓解紧张情绪。它还可以加强身体前侧的肌肉力量，拉伸和延伸腿部后面的肌肉和韧带，有助于软化腿部的韧带，降低腿部拉伤的风险，帮助强化腹腔内脏，增加腹腔器官的蠕动，改善便秘、消化不良等问题，调节内分泌，让血液更快回流头部，缓解头痛等问题。

（九）三角扭转式

1. 准备姿势为三角前屈式的结束动作。

2. 右臂支撑在瑜伽砖上，左手臂向上打开，两手臂成一条直线，眼睛看向上手（见图7-2-11）。扭转过程中注意骨盆保持不动，不要翻髋，右髋有意识地上提，同时左肩向后

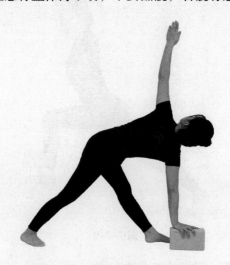

图 7-2-11

打开，找到两股力量相互对抗的感觉，保持 3~6 次呼吸。脊柱扭转的过程中，要注意保持双脚根基稳定，骨盆摆正，不要出现高低臀。

3. 呼气时，左手臂落下，吸气收腹，双臂带动上身缓慢立直。

保健功效：

三角扭转式加强大腿、小腿的肌肉以及腿部筋腱。这个体式增加脊柱下部的血液循环，因此，脊椎骨和背部肌肉得到很好的锻炼，胸部也得到完全的伸展。这个体式可以消除背部疼痛。

（十）侧角伸展式

1. 准备姿势为三角扭转式的结束动作。

2. 右腿向后撤一步，左腿膝盖弯曲，身体向右上方转开，左手放在瑜伽砖上，右臂抬起至耳侧，手臂、躯干与腿部成一条斜线，注意力集中到伸展的背部和脊柱，保持 3~6 次呼吸（见图 7-2-12）。

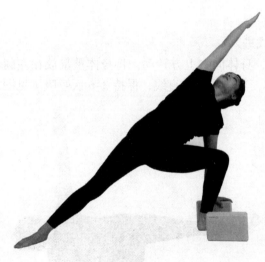

图 7-2-12

3. 吸气时，身体转向地面，还原至起始位置。

保健功效：

强壮腿部，可以在腿部的力度和灵活性之间形成一种动态平衡，伸展侧腰部的肌肉；同时它也可以增加胃肠蠕动，促进排泄。

（十一）战士三式

1. 准备动作为侧角伸展式的结束动作。

2. 将瑜伽砖调整到第三高度双手支撑，向前移半步，身体重心放到左腿上。

3. 吸气时，抬起右腿，与地面平行，脚尖回勾，骨盆中正，上体躯干、头、和腿部在同一直线上，保持 3~6 次呼吸（见图 7-2-13）。

保健功效：

增强身体的平衡感及高度集中注意力的能力，腹部自动向内收紧，腹部内脏器官得到按摩，增强脊柱的柔韧性。

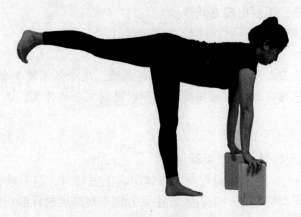

图 7-2-13

（十二）半月式

1. 从战士三式的体式进入。

2. 右手松开瑜伽砖，身体向右上方转动，将身体重量放在左腿和左手上，右手臂向上抬起，向右上方翻转身体，双臂成一条直线，保持 3~6 次呼吸（见图 7-2-14）。

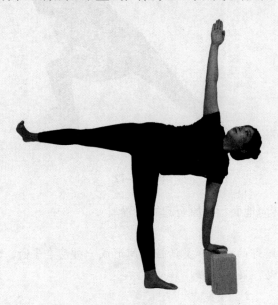

图 7-2-14

3. 呼气时，右手臂和右腿慢慢落回到地面上。

4. 撤左腿向后成下犬式，进行第（七）~（十二）体式的反方向练习。

保健功效：

练习半月式能使脊椎得到伸展，增加柔韧度；消除腰侧、臀部外侧及大腿外侧过多的脂肪；舒缓下背痛，缓解坐骨神经痛；伸展肩臂，改善肩背的不良姿势；改善双脚的血液循环；提升专注力。

（十三）俯卧开肩式

1. 俯卧在瑜伽垫上，双腿向后伸直（见图7-2-15）。

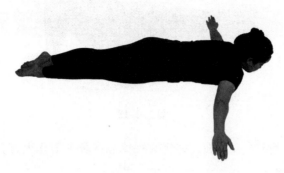

图7-2-15

2. 双臂打开，与肩膀同高，保持手掌平贴在地面上。
3. 向体侧伸出右手，肘部弯曲，右手掌心着地放在右侧肋骨旁（见图7-2-16）。

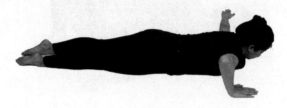

图7-2-16

4. 右手慢慢推地使身体右侧抬起，身体顺势侧卧，左侧耳朵、肩膀和髋部着地。膝盖微弯，右脚踩在左膝关节前面，将上方手臂放在体后，右肩向后展开，保持姿势3~6次呼吸（见图7-2-17）。

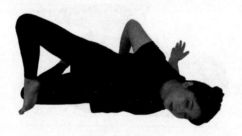

图7-2-17

5. 慢慢恢复至起始姿势，换反方向练习。

保健功效：

这是一个让人精力充沛的体式。它可以舒缓因久坐或驾车时过度耸起双肩引发的不适，也可以毫不费力地增加肩部柔韧性，并纠正不良姿势。

（十四）睡天鹅式

1. 后背着地平躺，膝关节弯曲，双脚平放在瑜伽垫上。手臂放松，双手平放在身体两侧（见图7-2-18）。

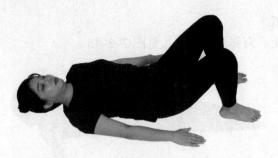

图 7-2-18

2. 抬起右脚到左侧膝关节上面，并将脚踝倚靠在膝关节正上方，并将右膝缓缓向地面方向压。（见图 7-2-19）

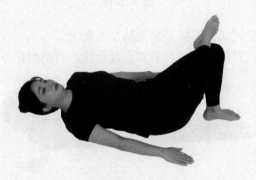

图 7-2-19

3. 右手从两腿间隙穿过，双手抱住左膝。双手手指于左膝下方交叉，并将左大腿拉向胃部，保持这个姿势 3~6 次呼吸，通过鼻子缓慢、平稳地呼吸（见图 7-2-20）。

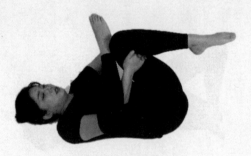

图 7-2-20

4. 慢慢恢复至起始姿势，换腿重复练习。

保健功效：
睡天鹅式能够强化包括髋部、腹股沟、胯部和背部的肌肉，同时可以减轻膝关节压力。

第三讲　瑜伽休息术

扫码观看
教学视频

休息术引导词——心如止水

微微地闭上双眼，调整呼吸，深深地吸口气，让这如甘露般的氧气，湿润着我们的全身。呼气，将我们体内的浊气连同所有的不愉快一同呼出体外，除去一身尘埃。想象我们走进一片森林，漫步在林间的小道上，柔和的光线从森林的空隙处渗透进来，斑驳地洒落在如绿毯般的草地上，一阵微风吹来，轻轻地拂过我的脸庞，几缕发丝随着那微风轻轻地飞扬，思绪也跟着飞呀飞呀，飞向那未知的地方。

想象着蔚蓝的天空，清澈得没有一丝云彩。深深地吸一口气，空气中还夹杂着野花的幽香，闻着这沁人心脾的幽香，仿佛身体也跟着坠入那一片片花的海洋。鸟儿在枝头欢快地鸣叫，用心倾听，远处还有小溪潺潺流水的声音，想象古诗里的小桥流水人家。来到溪边，俯身捧起一捧清澈的溪水，让这清凉的溪水滋润我们的脸部，抹去岁月留下的痕迹，让这清凉的溪水经过我们的口、舌、喉沉入丹田，滋润我们的每一寸肌肤，身体越来越轻，越来越轻，仿佛将要随着那潺潺的溪水缓缓流走，流向我们理想的心灵居所。

心理学小贴士

专注与和谐并进

在"舒缓肩颈——保持警醒、善始善终"的实践中，我们可以巧妙运用心理学的原理，特别是专注力与心流（Flow）的概念，来优化我们的身心状态。帮助我们更好地舒缓肩颈，同时提升工作与生活的专注度。

运用心流体验，沉浸于肩颈舒缓：借鉴吉斯特·米哈伊的心流理论，尝试将肩颈舒缓练习转化为一种沉浸式的体验。在进行肩颈拉伸或按摩时，专注于身体的每一个细微感受，让意识完全集中在当下的放松与舒适之中。这样的沉浸式体验不仅能有效缓解肩颈紧张，还能带来心灵的平静与满足。

冥想助力专注，强化指向性注意：冥想是一种强大的专注力训练工具。通过冥想，我们可以训练自己将心理活动或意识集中在肩颈舒缓的感受上，忽略周围的干扰与杂念。这种指向性的注意能够增强我们对身体的感知能力，使肩颈舒缓更加深入有效。同时，冥想还能帮助我们提升在日常生活中的专注力，使我们在工作与学习时更加警醒与高效。

融合心流与冥想，实现全面身心和谐：将心流体验与冥想练习相结合，可以进一步提升肩颈舒缓的效果与整体身心的和谐度。在肩颈舒缓的过程中寻找心流的感觉，让身心完全沉浸在放松与愉悦之中；同时，通过冥想训练提升专注力与自我觉察能力，使我们在日常生活中也能保持警醒与善始善终的态度。这样的融合将帮助我们实现身心健康的全面提升与持续发展。

◉ 练习题

1. 如果说哈他瑜伽是打开瑜伽之门的钥匙，那么（　　）就是通往精神世界的必由之路。

A. 业瑜伽　　　　　B. 王瑜伽　　　　　　　C. 智瑜伽　　　　　　　D. 哈他瑜伽

2. 牛面式中两个膝盖（　　）相叠。

A. 左、右　　　　　B. 上、下　　　　　　　C. 内、外　　　　　　　D. 前、后

3. （　　）在练习中对于支撑和放松肩颈特别有帮助。

A. 瑜伽带　　　　　B. 瑜伽砖　　　　　　　C. 瑜伽轮　　　　　　　D. 瑜伽毯

4. 在瑜伽练习中，（　　）能有效打开胸腔，从而帮助缓解肩颈区域的紧绷感。

A. 骆驼式　　　　　B. 桥式　　　　　　　　C. 鸽子式　　　　　　　D. 战士士三式

5. 谈谈瑜伽砖在瑜伽练习中的作用。

第八单元

打开心胸——面对真实、认知自己

第一讲　入静冥想——
感受博爱、感恩与宽容

扫码观看
教学视频

冥想引导词

　　用舒适的坐姿坐于垫面，腰背部僵硬的同学请坐在辅助物（瑜伽砖或是折叠的毯子）上，梳理脊柱自然向上舒展。左手在内右手在外柔和地贴合在胸口处（心轮），慢慢地关闭双眼，舒展眉心，放松全身。感受心脏跳动的自然节奏，感受生命能量的流淌，随着你的意识和这股强大的自然跳动逐渐融合的时候，你感觉到了内心有一股特殊的能量——爱在慢慢地滋生，当你感觉到开始接收这股能量时，瞬间扩散到你的整个胸腔，感受到母亲能量的召唤，这股力量在牵引着我们继续向内，继续回归，回归到我们来时的起点……

　　生命的能量，爱的能量，心安的地方……

　　现在请倾听自己的心跳声；

　　心跳的节奏把生命延续；

　　心跳的节奏把爱的能量输出；

　　心跳的节奏赋予我们生生不息的力量和希望；

　　心跳的节奏带给你光、带给你热带给你爱的滋养；

　　你在这样的滋养中焕然一新；

　　接纳所有的美好与所有的不美好；

　　感谢赋予你身体的父母；

　　感谢赋予你能量的大地；

　　感谢不断成长的自己；

　　温柔地伸出我们的双手；

　　我们向着内在的爱张开手臂；

　　自我疗愈，自我释放，自我成长，感恩不完美的自己！

扫码观看
教学视频

扫码观看
教学视频

第二讲　打开心胸——面对真实、认知自己

（一）金刚坐伸展肩背式

1. 金刚坐姿坐于垫面，双手在体后十指交叉。

2. 吸气时，肩胛骨向后夹紧，尽量伸直手臂，并远离身体，展开胸部，抬头看向前上方，保持3~6次呼吸（见图8-2-1）。

3. 呼气时，上体慢慢向前合，手臂向上抬起（见图8-2-2）。

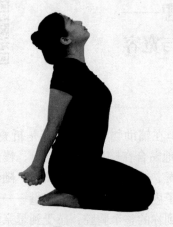

图 8-2-1

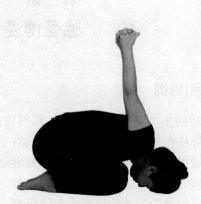

图 8-2-2

4. 吸气时，抬起上体，解开双手，还原至金刚坐姿。

保健功效：

打开胸腔，伸展肩背部，按摩腹部脏器。

（二）复习猫伸展式

1. 跪在地面上，臀部坐在脚跟上，伸直背部。

2. 抬起臀部，双手放在地上，成四脚式。

3. 吸气时，抬头、塌腰、翘臀，收缩背部肌肉，保持1~2次呼吸。

4. 呼气时，低头、含胸拱背、脊柱向上拱起，保持1~2次呼吸。

5. 把这两个动作做6~12次。

> **注意：**
> 练习时双臂伸直，垂直于地面。

保健功效：

对于女性来说，这是极佳的姿势。使脊柱更加富有弹性，放松颈项和肩膀。滋养神经系统，改善血液循环，增进消化功能并有助于消除腹部区域多余的脂肪。在月经期间，它有助于减轻月经痉挛的疼痛和改善月经周期不规律。

（三）大猫伸展式

1. 四脚式准备，脚背下压，大腿垂直地面。

2. 吸气时，坐骨上提跪姿进入，把右手向前伸到最远，左手同样伸到最远，依然保持臀在膝盖的正上方。

3. 呼气时，把胸口向下压，保持手臂伸直，将腋窝和胸口不断地向下沉，停在这里保持 3~6 次顺畅的呼吸，小腹部微收（见图 8-2-3）。

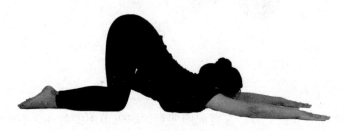

图 8-2-3

4. 吸气时，慢慢抬起上身，还原至金刚坐姿。

保健功效：

伸展脊柱可以让整个胸腔的前侧打开，促进淋巴排毒，腋窝下沉，拉伸释放身体内所有的紧张和压力，有助于开肩、释放压力，有效地改善含胸驼背的问题。

（四）穿针式

1. 双手和膝盖着地，手掌平放，手指向前。脊椎和颈部与地面平行，眼睛向下看。

2. 吸气时，右臂向上抬起，眼睛看右臂，延展后背。（见图 8-2-4）

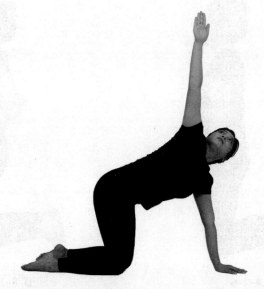

图 8-2-4

3. 呼气时，右臂慢慢下落，从左侧腋窝处穿过，活动髋关节使上半身向左转，头部左转，屈左肘，右肩向下，右耳贴在瑜伽垫上（见图 8-2-5）。

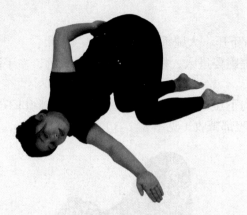

图 8-2-5

4. 保持臀部在膝关节正上方，左臂向前伸直，肘关节不要弯曲，右手臂弯曲位于体后，使背部伸展，保持3~6次呼吸。

5. 吸气时，慢慢恢复至起始姿势，换反方向练习。

保健功效：

胸椎是这个扭转体式的活动目标，可以为后仰动作做准备，可以在睡醒或者长时间站立后练习，以缓解紧张、痉挛的背部肌肉。

（五）骆驼式

1. 开始时，跪在地面上，两大腿与双脚略分开（见图8-2-6）。

2. 吸气时，双手放在两髋部，向上伸展脊柱（见图8-2-7）。

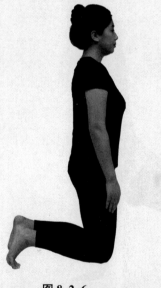
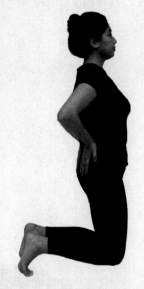

图 8-2-6   图 8-2-7

3. 呼气时，抬头，脊柱向后弯曲，双手依次放在脚跟上，轻轻地将身体推向大腿的方向，使大腿与地面垂直，收缩臀部肌肉，伸展髋部，保持10~15秒（见图8-2-8）。

4. 保持姿势，双手依次回到髋部，有保护地慢慢直起腰部。

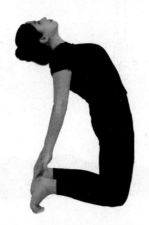

图 8-2-8

5. 臀部坐在脚后跟上，上体前屈，成婴儿式休息（见图 8-2-9）。

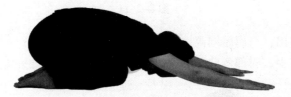

图 8-2-9

降低难度的做法：

半骆驼式：用一只手放在脚跟上，另一只手向斜前上方举起（见图 8-2-10）。

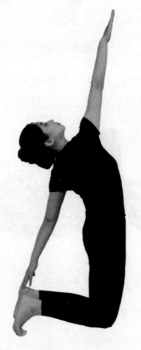

图 8-2-10

保健功效：

骆驼式可以伸展和强壮脊柱，促进血液循环，特别是能够使脊柱神经得到额外的血液滋养。这个姿势对于纠正驼背和双肩下垂的不良体态有极佳效果。

（六）俯卧开胸式

1. 俯卧在瑜伽垫上，双腿向后伸直（见图8-2-11）。

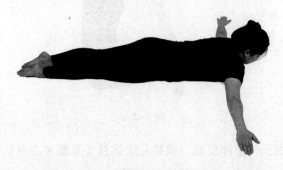

图8-2-11

2. 左手向体侧伸出，与肩膀同高，保持手掌平贴在地面上。

3. 向体侧伸出右手，肘部弯曲，右手掌心着地放在右侧肋骨旁（见图8-2-12）。

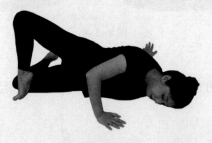

图8-2-12

4. 右手慢慢推地使身体右侧抬起，身体顺势侧卧，左侧耳朵、肩膀和髋部着地。膝盖微弯，双腿踩在地面上，将上方手臂放在腰上，保持姿势3~6次呼吸（见图8-2-13）。

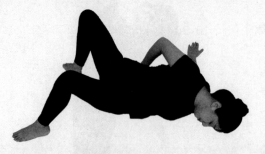

图8-2-13

5. 慢慢恢复至起始姿势，换反方向练习。

保健功效：

它可以舒缓肩背以及腰部的疲劳，也可以加强肩部柔韧性，纠正不良体态姿势。

（七）复习鱼式

1. 平躺于地面，双手放于臀部的下方，垫高臀部。

2. 吸气时，胸部向上挺起，抬头，头部与臀部靠近，保持这个姿势3~6次呼吸。

3. 呼气时，还原到平躺位置。

保健功效：

有助于消除背痛，缓解精神压力，强化免疫系统。

（八）蝗虫式组合

1. 身体俯卧于地面上，双臂向后伸展，下巴贴地。

2. 吸气时，收缩臀部，双腿分开与骨盆同宽，同时上体也离开地面向上抬高，双手臂在体后相握。保持这个体式10~30秒钟，正常呼吸，不要憋气，呼气时，放松身体，俯卧于地（见图8-2-14）。

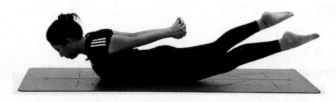

图 8-2-14

3. 双手位于腋窝下方，吸气时，慢慢撑起上体，成狮身人面式。然后，双腿离开垫面，肘关节夹紧身体，保持10~30秒，正常呼吸，不要憋气，呼气时，放松身体，俯卧于地（见图8-2-15）。

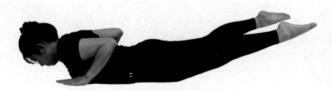

图 8-2-15

4. 双手向后移动至肋骨处，吸气时，抬起上体，头颈部向前伸展，双手离开地面2厘米，肘关节夹紧身体，保持10~30秒，正常呼吸，不要憋气，呼气时，放松身体，俯卧于地。

5. 双手臂向前伸展，手臂伸直位于耳侧。吸气时，抬起手臂和躯干，收紧肩背区域的肌肉，颈部向远延伸，保持10~30秒，正常呼吸，不要憋气，呼气时，放松身体，俯卧于地（见图8-2-16）。

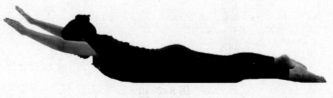

图 8-2-16

6. 吸气时，双手臂、躯干和双腿同时向上抬起，延伸颈部，保持 10~30 秒，正常呼吸，不要憋气，呼气时，放松身体，俯卧于地（见图 8-2-17）。

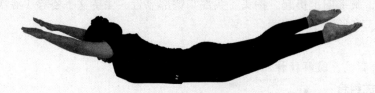

图 8-2-17

保健功效：

伸展手臂、腿部和胸腔，加强核心。增强脊柱区域血液循环，滋养脊柱神经，增强消化系统，按摩内脏，缓解腰背部疼痛。

（九）复习摇摆式

1. 仰卧，双腿向前伸直。

2. 双腿屈膝，将两大腿收近胸部。

3. 两手臂抱紧双腿，腹肌发力，前后摇摆。背部有发热感，向前时双脚不着地，不停地按摩整个背部。

4. 前后摇摆 5 次，到第 5 次结束时，顺势成蹲的姿势，做 3~6 组。

保健功效：

强化腹部肌力，按摩腹内脏器，按摩背部穴位，促进背部气血循环，缓解背部酸痛和疲劳，按摩脊神经，使人平静。

> **警告：**
> 生理期、腰椎间盘突出者请勿练习此动作。

（十）下身摇摆式

1. 仰卧，双腿伸直，双手向两侧打开。

2. 吸气时，双腿屈膝，双脚踩地面（见图 8-2-18）。

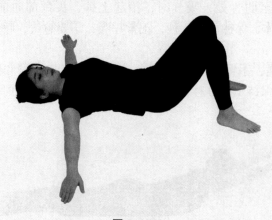

图 8-2-18

3. 呼气时，双腿倒向身体的左侧，头看向右侧，双肩打开着地，保持3~6次呼吸（见图 8-2-19）。

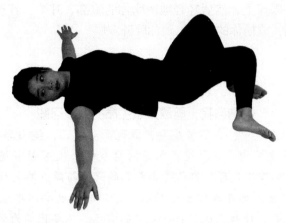

图 8-2-19

4. 吸气时，双腿回正，练习反方向。

注意：
身体和双腿向左右两侧摆动时，保持双臂及肩部紧贴地面。

保健功效：
放松腰背部，使脊柱灵活，减缓腰背部的紧张和疲劳。

第三讲　瑜伽休息术

扫码观看
教学视频

休息术引导词——心如止水

仰卧于垫面，两腿稍分开，手臂放于身体两侧，掌心向上，闭上眼睛，合上嘴巴，保持口腔内的放松。你现在也许感到身体很累，心情很烦躁，那么请你停止身体的一切动作，舌尖抵住上颚，全身放松。你必须保持清醒的状态，注意你的一呼一吸。

现在我要讲一些词语图画，我所描述的每一幅词语图画，你都要在心里看它，让你的心从一幅图画转向另外一幅图画：隆冬季节，严寒，雪花飞舞，松柏树巍然挺立，略带红光的日落景象，站在万里长城的登高处，眺望滚滚黄河，漫步森林小路，一路上鸟语花香，一轮红日冉冉升起，小桥、流水、人家。月夜，中秋的明月倒映在平静的湖面上，小舟荡漾，船上有垂钓的爷爷，看书的小孙子。日落西沉，余晖下的村庄，一枝红梅傲立雪中，暴雨过后，清新的空气，悬挂的彩虹，你是你身体的主人，又是旁观者，对你躺在这里的这具躯体保持高度知觉，看着你的身体躺在地面上，仿佛你是另外一个人在看着它，你的躯体完全放松，现在它完全充满了精力，你感到整个躯体充满了元气，此时你的心情非常的平和，你的全身从头到脚，全都充满了精力，你的身体已经重新充满了力量。

现在高度注意你的呼吸，注意你的一呼一吸，保持高度知觉，开始扭动你的手指脚趾，摇动一下你的脖子，双眼不要睁开，慢慢地侧过身子，慢慢地坐起来，摩擦你的双手，把搓热的手心轻轻地按压在眼球上，然后轻轻地按摩你的脸部、耳朵、脖子、肩膀、腰部、轻轻地拍打你的腰部、腿部，放松你的双脚，请你睁开双眼。

◎ 心理学小贴士

悦纳自我，勇敢探索生命的无限可能

在探索生命真谛的旅途中，我们首先要勇敢地面对自己，提出那些深刻而本质的问题："我是谁？""我存在的意义何在？"这不仅是对自我的一次深刻审视，更是心灵成长的起点。在这个过程中，我们逐渐发现，自己是由无数的优点与缺点共同编织而成的独特存在。

学会欣赏自己的优点，那是我们自信的源泉；同时，也要温柔地接纳并理解自己的缺点，因为正是这些不完美，让我们成了独一无二的自己。不要因为看到自己的不足就嫌弃自己、看不起自己，而是要像对待朋友一样，给予自己足够的爱与尊重。

当我们以乐观的态度面对生活，对未来充满憧憬时，就会发现，生活中的每一个挑战都是成长的契机。我们要学会在得失之间保持平衡，理性地看待自己的成就与挫败，明白成功并非永恒，失败也只是暂时的。

同时，也要学会拒绝自我否定，拥抱真实而完整的自己。不要害怕面对自己的问题，因为每一次的面对和解决，都是我们成长的一部分。

最后，让我们以开放的心态去体验生命的每一个瞬间。生命的意义不在于寻找一个固定的答案，而在于不断探索、体验与成长。让我们勇敢地迈出步伐，去追寻那些让我们心动的梦想和目标吧！

◎ 练习题

1．悦纳自己在瑜伽心理学中被视为实现内心平静的关键步骤之一。以下哪项陈述最准确地反映了这一点？（　　　）

A．悦纳自己意味着不再努力成长和改变。

B．通过悦纳自己，我们减少了内心的冲突和抵抗，更容易达到心灵的宁静。

C．悦纳自己只是表面上的接受，实际上内心仍在挣扎。

D．悦纳自己与个人的成长和进步是相互矛盾的。

2．在瑜伽骆驼式中，为了增强脊柱的柔韧性和稳定性，以下哪个动作或注意事项是正确的？（　　　）

A．过度向后仰头，使眼睛看向天花板，以加深后弯。

B．双手放在脚跟上，同时保持大腿与地面垂直，感受脊柱的伸展。

C．膝盖过度弯曲，以减少大腿后侧的拉伸感。

D．腰部用力向后推，以达到更深的后弯，而不考虑臀部和大腿的参与。

3．心轮代表的是哪个方面的能量与意识，如何通过瑜伽练习来加强它？（　　　）

A．心轮代表思考与分析的能力，通过冥想和呼吸控制来加强。

B．心轮关联于情感与爱的能量，通过慈爱冥想和打开心胸的体式来增强。

C．心轮控制身体的物理力量，通过力量训练和体式挑战来强化。

D．心轮是智慧与洞察力的源泉，通过深入禅定和哲学研究来激活。

4．在练习鱼式时，以下哪个描述是正确的，可以确保练习的正确性和安全性？（　　　　）

A．头部完全贴地，颈部完全放松。

B．头部后仰，头顶轻轻触地，同时胸部抬起，使背部形成自然的弧形。

C．双手握住脚踝，用力拉向身体，以增加脊柱后展的幅度。

D．膝盖弯曲，双脚踩地，以支撑身体完成高难度的后弯姿势。

5．简述练习摇摆式的好处。

第九单元

提升核心——自尊自爱、感受自信

扫码观看
教学视频

第一讲　入静冥想——建立自信、懂得相互尊重

瑜伽引导词

请大家选择最舒适的坐姿坐于垫上，调整好身体，挺直腰背，双肩下沉，手肘放松，双手拇指与食指相触呈瑜伽智慧手印置于双膝上，关闭双眼，调整呼吸，稳定身心。关注呼吸几次……

现在请你将意识关注在腰腹部的核心部位，随着吸气时气体的进入和呼气时浊气的排出，去感受腰腹部的起伏变化。随着吸气的过程不断深入，去感受和接收腰腹部向外的伸展力，随着呼气时的不断推进，去感受和接收腰腹核心部位的肌肉群在不断地向内收，向内敛……

接下来，请你将意识更多地关注在呼气时肌肉内收的过程，如果可以，配合呼气，主动加深核心肌群的内收力量……随着呼吸的有序进行，我们的力量也在不断地增加，这份稳定的提升带给你的是自信……

现在请恢复正常的呼吸节奏，让意识回归到身体本身，睁开双眼，让我们开始今天的练习。

第二讲　提升核心

扫码观看　　扫码观看
教学视频　　教学视频

（一）屈膝卷腹式

1. 仰卧于瑜伽垫上，双腿抬起，膝盖弯曲，大腿垂直于地面，小腿平行于地面，双手臂位于身体两侧（见图9-2-1）。

2. 吸气时，抬起肩胛骨，双手臂抬起向膝盖处伸展，并保持腹部收紧，停住1~2次呼吸（见图9-2-2）。

3. 呼吸时，身体慢慢还原。练习3~6次。

保健功效：

可以加强对腹部肌肉的锻炼和刺激，对腹肌和马甲线的打造有着独特的效用。

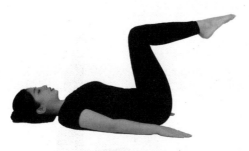

图 9-2-1

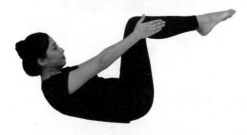

图 9-2-2

（二）仰卧直膝卷腹式

1. 仰卧于瑜伽垫上，双腿抬起，膝盖伸直，双手臂位于身体两侧（见图 9-2-3）。

2. 吸气时，后背肩胛骨向上离开垫子，双手臂向上伸摸脚尖，并保持腹部收紧，停住 1~2 次呼吸（见图 9-2-4）。

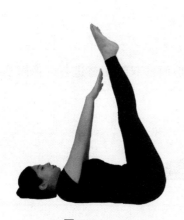

图 9-2-3

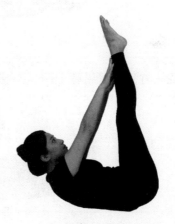

图 9-2-4

3. 呼气时，有控制地缓慢下放躯干和双肩，直到肩膀碰到垫子，身体慢慢还原。练习 3~6 次。

保健功效：

相比屈膝卷腹的难度更大一些，加强腰腹部周围肌肉力量的练习。

（三）仰卧蹬自行车式

1. 仰卧，双腿伸直，手臂放在身体的两侧。

2. 吸气时，双腿向上抬起至与地面垂直（见图 9-2-5）。

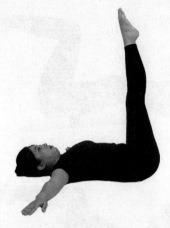

图 9-2-5

3. 呼气时，右腿向下落至贴近地面（见图 9-2-6）。

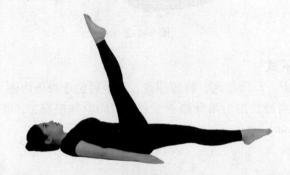

图 9-2-6

4. 吸气时，右腿屈膝上蹬，左腿下落至贴近地面，双腿交替进行，像蹬自行车一样（见图 9-2-7）。

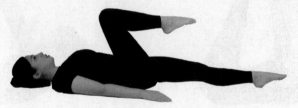

图 9-2-7

5. 呼气时，将腿落回地面，做 6 次或 12 次。
6. 然后反过来再蹬 6 或 12 次，感觉像倒骑自行车一样。

保健功效：
对腹部肌肉和器官有温和的强壮作用，纤长腿部线条。

注意：
练习时头部和身体其余部分不要离开地面，双腿尽量向长伸展。

（四）肩桥式

1. 仰卧位准备，注意腰背部、臀部紧贴垫面，双腿屈膝，脚跟放在靠近臀部的位置，双腿打开与肩同宽（见图9-2-8）。

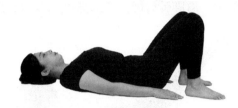

图 9-2-8

2. 吸气，双脚压地，同时抬起臀部，伸展大腿，肩胛骨内收，挺起胸部，手掌下压地面，帮助臀部内收向上抬起。自然呼吸3~6次（见图9-2-9）。

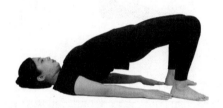

图 9-2-9

3. 呼气时，缓慢放下臀部、放平身体。

保健功效：

提高脊椎和肩部的柔韧性；刺激神经系统，增强甲状旁腺的功能；舒展胸部、颈部和肩部，提高肺活量，促进消化功能；缓解高血压、哮喘；减轻身体的疲劳。

（五）复习双腿背部伸展式

1. 长坐坐姿，后背挺直，双腿并拢。

2. 吸气时，双手臂经侧向上抬起至耳侧，并延伸脊柱。

3. 呼气时，以髋关节为折点，身体走最远的路线前屈至自身的极限位置。双手握住脚踝。保持后背是一条直线，不要拱背。保持3次呼吸。

4. 吸气时，脊柱向着头顶的位置延伸。呼气时，双臂肘关节弯曲，上体从腹部、胸部、头部依次靠近双腿。保持3~6次呼吸。

5. 吸气时，保持上体不动，手臂前伸，抬起头部，然后再拉起上体。

6. 呼气时，双手臂经体侧还原。

注意：

练习这个动作时，始终保持双腿膝盖伸直。

保健功效：

使整个背部得到伸展与强壮，从而使人体恢复精力，充满朝气，对腹部内脏器官起到挤压按摩的效果，促进消化与排泄。

（六）虎式变式

1. 跪在地面上，臀部坐在脚跟上，伸直背部。

2. 抬起臀部，双手放在地上，成四脚式。

3. 吸气时，右腿向后伸展。肩胛骨后展，意念集中于中、上背部（见图9-2-10）。

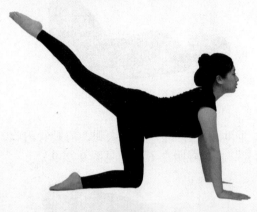

图 9-2-10

4. 呼气时，含胸拱背成拱形，收右腿，膝盖弯曲收于腹前，小腿收紧脚尖绷紧离地，用膝盖去找鼻尖，腹部肌肉收紧（见图9-2-11）。每一侧练习6次。

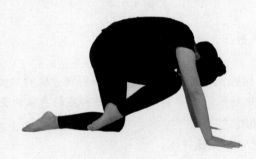

图 9-2-11

注意：
练习时双臂伸直，垂直于地面，向上伸腿时挺胸抬头。

保健功效：
有助于使脊柱得到运动和伸展，强壮脊柱神经和坐骨神经，减少髋部和大腿区域的脂肪，预防臀部肌肉下垂，帮助提升臀线。

（七）虎式拉弓平衡式

1. 吸气，抬头右腿向后向上抬起，重心移至左手左腿，用右手抓住右脚踝。

2. 呼气，保持。

3. 吸气，右手右脚向天花板拉伸，保持4次深长呼气（见图9-2-12）。

4. 呼气，右手松开扶地，右腿向后伸直，脚尖触地。

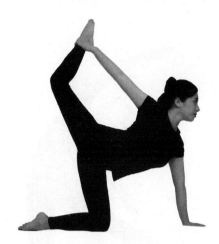

图 9-2-12

保健功效：

灵活脊柱，缓解颈肩酸痛等问题；强壮脊柱神经和坐骨神经，缓解神经与肌肉压力；有效舒缓背部和腹部紧张，促进循环系统的运行；同时，可以塑造臀部和背部线条。

（八）门闩式—侧斜板式

门闩式：

1. 跪立于地面，右腿向右伸展，脚尖向外，左膝和右腿在同一线上。

2. 吸气时，两臂侧平举，与地面平行。（见图 9-2-13）

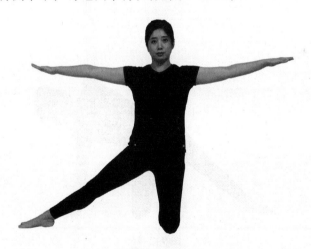

图 9-2-13

3. 呼气时，将左臂向右侧伸展，身体向右侧弯曲直到右手与右脚脚背相接触，左臂向上夹耳朵，眼睛看手指尖方向，这个姿势保持 3~6 次呼吸（见图 9-2-14）。

4. 吸气时，慢慢地拉起上体，收回两腿两臂，呈跪姿。

保健功效：

门闩式对于消除腰围线上脂肪有很好的效果，并强化脊柱和内脏，增强腹部肌肉的紧实。

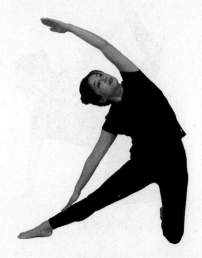

图 9-2-14

侧斜板式：

1. 从门闩式的结束姿势进入，身体向左侧弯曲，左手掌撑地，将身体的重心落到左手和左膝上（见图 9-2-15）。

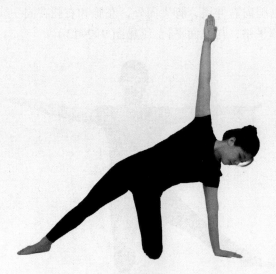

图 9-2-15

2. 吸气时，尝试将左腿向右侧伸直，左脚放在右脚的前面。左手与双脚和腰部同时施力，让身体成一直线慢慢抬起，整个身体保持在一个侧平面上，侧腰部向上收紧，左手与右手成一直线，保持 3~4 次深长呼吸（见图 9-2-16）。

3. 呼气，左腿收回膝关节支撑于地面，身体回正。练习反方向。

保健功效：

侧斜板式可缓解精神压力，强化免疫系统，消除臀部、腰部、腹部、大腿等部位的多余脂肪，使身体线条优美、流畅。

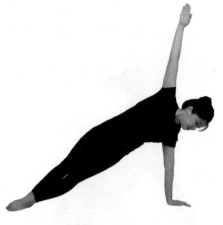

图 9-2-16

（九）狂野式

1．下犬式开始（见图 9-2-17）。

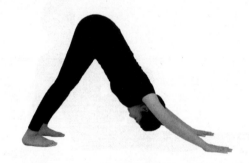

图 9-2-17

2．吸气时，右腿向上抬高，成单腿下犬式（见图 9-2-18）。

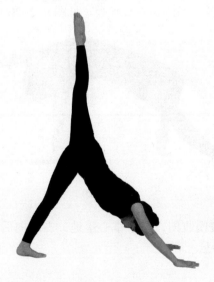

图 9-2-18

3. 呼气时，弯曲右膝，胯部和胸腔向右上方翻转180度，右脚落向地面，臀部坐于垫面上，右手离开垫子向右下方向延伸，左手臂支撑在臀部后方，保持流畅的呼吸（见图 9-2-19）。

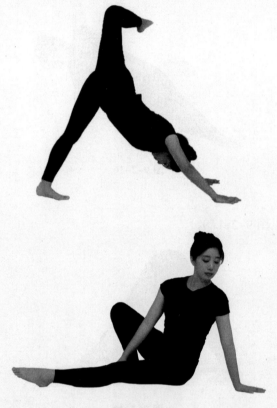

图 9-2-19

4. 左手和右脚向下推地，髋部向上抬高，保持腹部内收，将左侧胸腔向上翻转，肚脐朝向天花板，感受身体的伸展，保持 3~6 次呼吸（见图 9-2-20）。

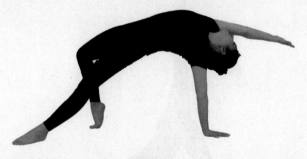

图 9-2-20

5. 吸气时，翻转身体缓慢收回，右手掌心落地，右腿向后上方伸展。呼气时，双脚踩地回到下犬式，换另一侧练习。

保健功效：

狂野式是一个后弯姿势，该体式不仅可以打开你的胸腔，还可以使你充满力量和自信。

伸展整个身体前部，打开胸部和肩部区域，在心脏和肺部创造空间，从而增强肺部功能。在扩展胸部的同时，还可以强健肩膀和上背部，并提高脊柱的柔韧性。同时，可以增强手臂和手腕力量。

（十）狂野式变式

1. 下犬式开始（见图 9-2-21）。

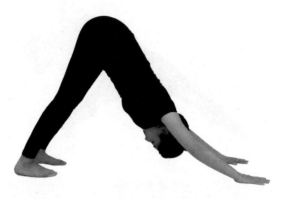

图 9-2-21

2. 吸气时，右腿向上抬高，成单腿下犬式（见图 9-2-22）。

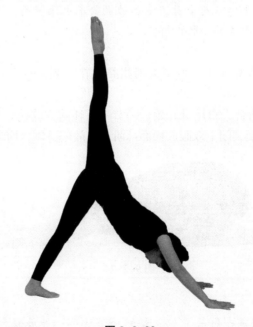

图 9-2-22

3. 呼气时，右脚放在右手的内侧，翻转胸腔向上，左手向上伸展。眼睛看向上方手指尖，保持流畅的呼吸。

4. 吸气时，左手臂向上推手顶肩，髋部向上抬高，保持腹部内收，将左侧胸腔向上翻转，感受身体的伸展，保持3~6次呼吸（见图 9-2-23）。

5. 呼气时，翻转身体缓慢收回，左手掌心落地，双脚踩地回到下犬式，换另一侧练习。

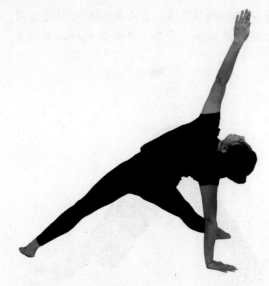

图 9-2-23

保健功效：

体式的整个练习过程是充分地打开心轮的身体后弯伸展的状态，可以给练习者带来满足感和愉悦感。此外，这个体式对全身力量和协调要求也比较高，可以高效锻炼到腹部、肩背、腰背部等深层次脊柱周边的小肌肉群。

（十一）婴儿式

1. 以金刚坐姿跪坐在垫子上，双脚大拇指叠放在一起，双手轻轻放在大腿上，肩部打开，微微下压。

2. 呼气时，上体向前合，自尾椎开始，一节一节往前方放松，直至腹部贴近大腿，胸部落在膝盖上，额头贴近地面，闭上双眼放松面部肌肉，放松身体，均匀地呼吸（见图 9-2-24）。

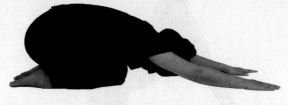

图 9-2-24

保健功效：

缓解头痛、颈痛及胸痛；舒展骨盆、髋部和下背部；伸展髋部、膝部与脚腕；放松全身，缓解身体疲劳，减轻精神压力。

（十二）半舰式

1. 坐在地面上，双腿向前伸直，手掌放于臀部两侧，手指指向前方，背部挺直。

2. 吸气时，屈双膝身体向后倾，慢慢将双腿抬离地面，小腿与地面平行；双手离开地面，双臂向前伸直，与地面平行，掌心相对，上提胸腔，后背挺直；收紧腹部和大腿肌肉，稳定坐骨来保持身体的平衡，眼看脚趾方向，保持 3~6 次呼吸（见图 9-2-25）。

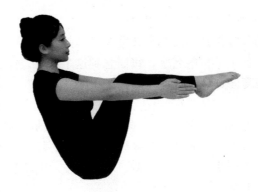

图 9-2-25

3．呼气时，腿和手臂慢慢还原落在地面。

保健功效：

可以缓解腹部胀气，同时可以消除腰部脂肪，增强腹部肌肉力量。

（十三）复习弓式

1．俯卧于地面，双臂位于体侧，掌心向上。

2．屈膝，尽量收紧小腿，让脚跟靠近臀部，双手抓住脚踝。

3．吸气时，尽量翘起躯干，头部向上抬。同时，把双腿向后、向上拉伸，尽量让大腿离开地面。保持这个姿势 5 秒钟，保持正常呼吸，不要憋气。

4．呼气时，躯干和大腿慢慢落回地面，然后，松开双手，伸直膝盖，将双腿落回地板上，把头转向侧面，脸颊贴地，彻底放松。

5．按照以上动作步骤再练习 2~3 次。

> **提示：**
> 练习时如果觉得这个姿势的难度过大，可以做弓式的变式。双手握住脚踝后，尽量使躯干离开地面，就不要将双腿离开地面或向后拉伸。
> 练习弓式时，在这个姿势保持的时间可以逐渐延长，每个星期可以增加 1 秒钟，直到能够保持 10 秒钟之久。

保健功效：

弓式是一个极佳的姿势，使整个背部肌群得到锻炼和增强，帮助缓解由于疲劳而产生的疼痛和僵硬。同时，使胸部和腹部肌肉得到强壮，髋部和肩背部的肌肉以及关节得到放松；能够按摩肝脏、肾脏和膀胱等内脏器官，使其获得更多的血液供给，改善其功能。

第三讲　瑜伽休息术

扫码观看
教学视频

休息术引导词——心如止水

请仰卧，全身成一条直线，脸部朝上，两腿分开，脚尖稍朝外，两臂自然放于身体两侧，掌心朝上，摆好姿势，停止身体的一切动作。

闭上双眼，让自己的呼吸保持高度知觉，静观自己的呼吸，一呼一吸，循环不止。练习的过程中，我会讲出身体各个部位的名字，每当念到这个部位，你在心里默念这个部位的名字，并对这个部位保持高度警觉，感觉它在放松，在休息。

下面从两脚开始：两个大脚趾正在放松，其余的脚趾全都放得很松。两脚背、脚底、脚踝、脚后跟、小腿胫骨、小腿肚、膝盖、大腿前侧肌肉、大腿后侧肌肉、臀部、骨盆区域、腹部、胃部、肩部、大臂、手肘、前臂、手腕、手掌心、手背、手指。

将意识转移到头部，放松头顶、头的两侧、放松头皮、前额、眼眉、眉心处、眼皮、眼球、脸颊、鼻梁、嘴唇、下颌。

现在你全身从头到脚都得到完全的放松，从头到脚感到比羽毛还要轻，感觉身上的每个细胞都充满了新的能量，恢复了精力，你是醒着的，是清醒的，没有睡着。

我要讲一些词语图画。我所描述的每一幅词语图画，你都要在心里看它，让你的心从一幅图画转向另一幅图画。不要停留在任何过去的图画上：平湖如镜，清澈安宁，一只美丽的白天鹅浮过湖面，天上洁白的雪花轻轻地飘落着。美丽的、金光灿烂的日出，海洋上浪花嬉戏，澄澈的蓝天，头上团团白云飘过，你是清醒的，没有睡着。

关注你的呼吸，对躺在这里的你的躯体保持高度警觉。看着你的身子静静地躺在地上，你的躯体完全放松，现在它完全充满了精力，感到你的整个躯体充满了元气。

现在对全身保持高度知觉。轻轻地活动手指、脚趾、手腕、脚踝，慢慢转动侧过身体，逐渐地坐起来，拍打身体的各个部位。

◉ 心理学小贴士

自尊自爱，自信启航

自信——由心理学家班杜拉提出的"自我效能感"，是指我们内心深处相信自己能够胜任任务、克服困难、实现目标的坚定信念。它不仅影响着我们的思维模式，更在实际行动中引领我们勇往直前。

想象一下，两位同学面对同样的挑战与机遇。一位同学满怀信心，心中默念"我能行！""我能做到！"，即便遭遇挫折，也能视之为成长的垫脚石，坚持不懈地追求卓越。而另一位同学，却因自我怀疑的阴霾笼罩，轻易地将失败归咎于自身能力的不足，最终选择放弃。这种截然不同的态度与行为背后，正是自我效能感差异的真实写照。

要提升自我效能，我们需要紧握两大关键路径：

首先，培养积极的自我预期。当我们从心底相信自己能够成功，这份信念就会成为推动我们前行的力量。告诉自己："我可以做到！"这份确信如同磁石，吸引着我们向目标迈进，即使路途遥远且充满未知，也能保持坚定的步伐。记住，你的信念往往能够预见并塑造你的未来。

其次，认识到成功不仅仅依赖于运气或环境，更在于我们自身的能力与不懈的努力。当我们说"我能做到"，是因为我们深知自己拥有应对挑战的能力，并且愿意为之付出汗水与智慧。这种效能预期促使我们主动准备、积极应对，将每一次尝试都视为提升自我的机会。它教会我们，成功不是偶然，而是实力与努力的必然结果。

在提升自尊自爱与感受自信的征途中，让我们铭记："我能行！""我能做到！"这两句简单却充满力量的信念。它们将激励我们不断突破自我限制，勇敢地面对生活的每一个挑战。自信不是天生的，它是通过不断的实践与努力培养起来的。让我们从今天开始，用行动去证明自己的价值，用自信去书写属于自己的辉煌篇章。

◎ 练习题

1．仰卧屈膝卷腹时，大腿与地面（　　　），小腿与地面（　　　）。

A．平行；垂直　　　B．垂直；垂直　　　　　C．垂直；贴紧　　　　　D．垂直；平行

2．在瑜伽练习中，（　　　）特别注重于加强核心肌群的力量和稳定性。

A．下犬式　　　　B．船式　　　　　　C．猫式　　　　　　　D．三角式

3．自信心（自我效能感）是指个体对自己能够成功完成某项任务或应对某种情境的能力的信念。下面最准确地描述了自信心在个人成长和表现中的作用的选项是（　　　）。

A．自信心是个体与生俱来的特质，不会因环境和经验而改变。

B．自信心高的人，在任何情况下都能确保成功，不会遭遇失败。

C．自信心是个体基于过去经验和当前能力评估形成的，对激发潜能、面对挑战有积极影响。

D．自信心是虚假的自我认知，会导致个体高估自己，从而做出不切实际的决策。

4．（　　　）结合了后弯和单手平衡，有助于增强背部肌肉和髋部灵活性。

A．猫牛式　　　　　　　　B．三角伸展式

C．狂野式　　　　　　　　D．单臂支撑斜侧板式

5．请简述休息术在瑜伽练习中的作用。

第十单元
清晨唤醒——沐浴清晨、享受时光

第一讲　入静冥想——感受内心的轻松和愉悦

扫码观看
教学视频

冥想引导词

现在找到一个舒适的坐姿坐下，关闭双眼，放松身心，尝试着让你的大脑放松下来，让你的心安静下来，身体放松下来。缓慢且深入地吸气，然后慢慢地呼气，再次吸气的时候去感受从腰部开始向上的延展，呼气时慢慢地吐气，几次这样的呼吸调整，让你的心安住在当下你的身体里面。

吸气，我感觉喜悦；

呼气，我感觉快乐。

感觉自己的呼吸变得深长有力，有意识地延长你的呼气，让你的呼气是吸气的两倍长，慢慢地吸气，缓缓地呼气，缓缓地吸气，放松地呼气。再次关注你的呼吸，收回意识，专注于自己的身心，轻轻地睁开眼睛，让我们为后面的练习做好充分的准备。

交换双腿的位置，将双手搓热，用指腹轻轻地敲击头皮，帮助舒缓头部血液循环，缓解过往压力堆积在头部的瘀堵，敲敲肩膀手臂，敲敲身体的前边一直敲到脚趾，敲敲身体的侧边。双手搓热，放在双眼上，轻轻拉拉耳郭，放松面部。

第二讲　清晨唤醒

扫码观看　　扫码观看
教学视频　　教学视频

（一）安神式

1. 金刚坐姿坐在瑜伽垫上。

2. 吸气时，双手缓缓举过头顶，十指相扣手腕翻转，掌心向上伸展（见图10-2-1）。

3. 呼气时，腋下及胸部两侧向内收，双肩下沉，手臂向上舒展，保持3次呼吸。

保健功效：

这个体式可以增强心肺功能，扩展胸腔，美化胸部，而且在练习过程中拉伸上半身，能缓解上半身的紧张，尤其是双肩和颈部的僵硬，进而可以帮助我们的身体有更多的空间去进行深层次的呼吸。

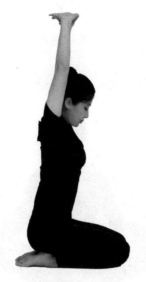

图 10-2-1

（二）坐山风吹树式

1. 金刚坐姿于垫面上。

2. 吸气时，双手自身体两侧高举过头，于头顶十指相交，进一步反转掌心向上，双臂夹紧双耳。

3. 呼气时，保持髋部不动，手臂、上身向左侧弯曲，此时，手臂要伸直，自然地呼吸，保持这个姿势 3~6 次呼吸（见图 10-2-2）。

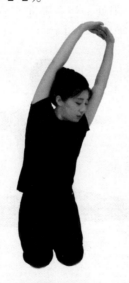

图 10-2-2

4. 吸气时，手臂和上身慢慢还原。

5. 练习相反方向。

保健功效：

减少侧腰脂肪，内部脏器得到伸展，改善体态。增强灵活性，提高平衡感。

（三）蝴蝶式

1. 坐在垫子上，屈膝，髋关节打开，两脚底相对，让脚跟尽量收紧，靠近自己的大腿根部。

2. 把双手分别放在两个膝关节上（见图10-2-3）。

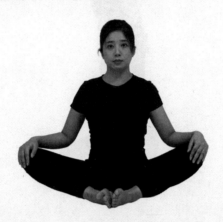

图 10-2-3

3. 下压膝关节尽量碰触到地面，然后再抬起来。重复练习12次。

保健功效：

促进骨盆区域的血液循环，使血液流向背部和腹部，有助于缓解坐骨神经痛。

（四）坐姿侧伸展式

1. 弯曲左腿，将左脚跟靠近会阴处，将右腿向右侧打开到自己最大程度，腰背挺直，腹部微收，胸腔展开，肩膀下沉（见图10-2-4）。

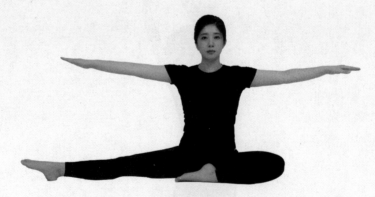

图 10-2-4

2. 吸气，手臂侧平举。

3. 呼气，右手带动身体向右侧拉长，随呼气身体向右侧弯，肩膀打开，眼睛绕过左大臂看向天空的方向，保持均匀的呼吸，将胸腔向天花板的方向翻转，腹部微收，右侧坐骨以及右膝向下沉，保持均匀的呼吸3~6次（见图10-2-5）。

4. 吸气，双手带领身体回正。

5. 呼气，放松双臂，手托右膝外侧将右脚收回，换另一侧练习。

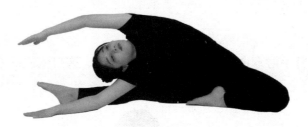

图 10-2-5

保健功效：

这是一个强烈的侧面拉伸体式，需要髋部、肋骨、腋窝、肩膀的展开。打开身体侧面之后，可以让呼吸更加深入。该体式促进整个背部的血液循环，有效缓解背痛。

（五）猫伸展式

1. 跪在地面上，臀部坐在脚跟上，伸直背部。

2. 抬起臀部，双手放在地上，成四脚式。

3. 吸气时，抬头、塌腰、翘臀，收缩背部肌肉，保持 1~2 次呼吸。

4. 呼气时，低头、含胸拱背、脊柱向上拱起，保持 1~2 次呼吸。

5. 把这两个动作做 6~12 次。

注意：

练习时双臂伸直，垂直于地面。

保健功效：

对于女性来说，这是极佳的姿势，使脊柱更加富有弹性，放松颈项和肩膀，滋养神经系统，改善血液循环，增进消化功能并有助于消除腹部区域多余的脂肪。

（六）婴儿式

1. 金刚坐姿坐于垫面上，双脚大拇指叠放在一起，双手轻轻放在大腿上，肩部打开，微微下压。

2. 呼气时，上体向前合，自尾椎开始，一节一节往前方放松，直至腹部贴近大腿，胸部落在膝盖上，额头贴近地面，双手臂前伸，闭上双眼放松面部肌肉，放松身体，均匀地呼吸（见图 10-2-6）。

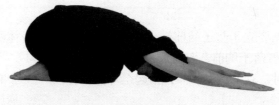

图 10-2-6

保健功效：

缓解头痛、颈痛及胸痛；舒展骨盆、髋部和下背部；伸展髋部、膝部与脚踝；放松全身，缓解身体疲劳，减轻精神压力。

（七）蛇击式

1. 婴儿式准备。

2. 吸气时，双臂手肘弯曲夹向肋骨，额头、下巴、胸口依次贴着地面向前滑动出去（见图 10-2-7）。

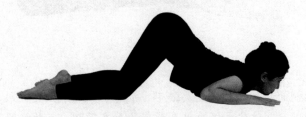

图 10-2-7

3. 当身体不能再向上移动时，伸直双臂撑起上半身，眼睛看向斜上方，保持颈部后侧放松舒展。

4. 吸气，延展脊柱向上；呼气，沉肩向下，锁骨向两侧打开，停留 5~8 个呼吸（见图 10-2-8）。

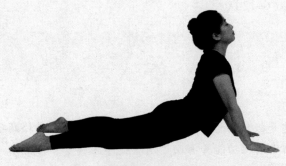

图 10-2-8

5. 再次吸气，胸腔上提，呼气，屈手肘，推臀部向后，胸口、下巴、额头依次贴地，还原至婴儿式。

保健功效：

促进背部血液循环，有助于治疗各种背痛和轻微的脊柱损伤，可消除和舒缓背部区域的僵硬和紧张，可以增强手臂及上背肌群力量。

（八）复习拜日式

1. 祈祷式：山式站姿立于垫子的前端。吸气时，双手臂经身体两侧抬起至耳侧，双手头上合十。呼气时，手臂落于胸前，双肩放松下沉。

2. 展臂式：吸气时，双手指尖前伸，抬起至耳侧，脊柱向上延展；呼气时，身体后屈，双臂向后延伸。

3. 前屈式：吸气时，拉起上体；呼气时，双手在耳侧，以髋为折点，背部向下伸展，腹部、胸腔、下巴依次贴靠双腿前侧，重心微微前移，双手落于脚的两侧，膝关节伸直，拉伸腿部后侧。

4. 骑马式：右腿向后撤一大步，左小腿垂直地面，左膝不要超过脚尖或大于 90 度。

吸气时，力量落在髋关节上，髋关节下沉，手指推地，脊柱向上延伸，扩展胸腔，抬头看上方。

5. 下犬式：左腿向后撤一大步。呼气时，双手五指张开推地（所有手触地的动作都要五指张开，虎口压地），腰肌收紧，眼看双脚的方向，力量推向臀部，骶椎向上顶，脚后跟向下踩，成下犬式。

6. 斜板式：吸气时，身体重心前移，两手臂支撑起身体，保持头、背、臀、腿都在一条直线上。收紧腰背部与臀部肌肉。

7. 八体投地：呼气时，膝盖着地，肘关节弯曲，胸部贴地面，延长脊柱。

8. 眼镜蛇式：吸气时，高抬臀部，胸部和下巴沿着地面向前滑出去，推起上体，双肩下沉，胸廓打开，臀部收紧，双眼平视前方。

9. 下犬式：呼气时，依次下落腹、胸、头部。吸气时，双腿伸直，臀部向上提起，腰肌收紧，双手五指张开推地，眼看双脚的方向，力量推向臀部，骶椎向上顶，脚后跟向下踩。

10. 骑马式：左脚向前迈一大步落在两手之间。髋关节下沉，手指推地，脊柱向上延伸，扩展胸腔，抬头看上方。

11. 前屈式：呼气时，上体向前倾，右腿收回，重心前移，双腿并拢。吸气时，慢慢伸直膝盖，尽量保持头、胸、腹部与大腿前侧贴近。

12. 展臂式：吸气时，拉起上体，双手臂经身体两侧到头上双手合十，伸直脊柱。呼气时，身体后屈，双臂向后延伸。

13. 祈祷式：吸气时，上体还原到直立。呼气时，双手落于胸前。调整呼吸，开始反方向的练习。

保健功效：

拜日式作为一个整体对身体各个不同的系统都产生良好的影响。例如消化系统、循环系统、呼吸系统、内分泌系统、神经系统和肌肉系统等等。并且帮助各个系统相互达到和谐状态。使人体更加健康、充满活力。心灵更加警醒、清晰。

（九）肩桥式

1. 仰卧位准备。注意腰背部、臀部紧贴地面，不要挪动。双腿屈膝，脚跟放在靠近臀部的位置，双腿打开与肩同宽。

2. 吸气，双脚压地，同时抬起臀部，伸展大腿。肩胛骨内收，挺起胸部。手掌下压地面，帮助臀部内收向上抬起。自然呼吸 3~6 次。

3. 呼气时，缓慢放下臀部、放平身体。

保健功效：

提高脊椎和肩部的柔韧性；刺激神经系统，增强甲状旁腺的功能；舒展胸部、颈部和肩部，提高肺活量，促进消化功能；缓解高血压、哮喘，减轻身体的疲劳。

（十）犁式

1. 仰卧，双臂在身体的两侧，手心朝下。

2. 吸气时，缓缓地抬起双腿与地面垂直，保持这个姿势 10 秒钟，正常地呼吸（见图 10-2-9）。

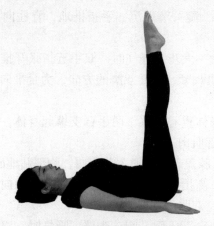

图 10-2-9

3. 吸气时，后背离开垫子，把双腿伸过头顶，脚趾碰到地面，保持双腿膝盖伸直，脚前掌踩在地面上（见图 10-2-10）。如果把脚放在瑜伽垫上有困难，那么就可以在脚下垫高，把脚趾放在上面。头颈部就不会感到过大的压力。

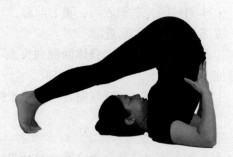

图 10-2-10

4. 伸展手臂过头，双手抓住脚趾，保持 3~6 次呼吸（见图 10-2-11）。

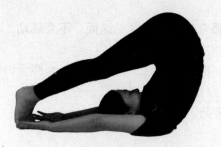

图 10-2-11

5. 呼气时，手臂还原至体侧，使双腿与身体靠近，后背有控制地落回地面。然后，慢慢落下双腿，还原至仰卧。

警告：
痢疾、腹泻、月经期及颈部损伤不要练习这个体式。

保健功效：

犁式可以收缩腹部器官，使其恢复活力，并使脊椎获得更多的血液供应，这样有助于缓解头痛，使大脑平静。患有肩肘僵硬、腰痛和背痛的人可以通过这个姿势得到缓解。刺激腹部器官和甲状腺，缓解压力和疲劳，对背痛、头痛、脱发、失眠有辅助治疗作用。

（十一）鱼式放松

1. 平躺于地面，双手放于臀部的下方，垫高臀部。
2. 吸气时，胸部向上挺起，抬头，头部与臀部靠近，保持这个姿势 3~6 次呼吸。
3. 呼气时，还原到平躺位置。

保健功效：

有助于消除背痛，缓解精神压力，强化免疫系统。

第三讲　瑜伽休息术

扫码观看
教学视频

休息术引导词——止念平静

让我们来到一片碧绿的湖水边，雨后初晴，湖水变得如此清澈与平和。微风袭来，湖边的垂柳悠扬地舞动着柔软的枝条。不远处一只金色的蜻蜓贴着湖面飞过，激起一圈圈涟漪。周围的空气也变得清新而愉悦，我们忍不住要深吸一口气，将这雨后的芬芳吸入我们的腹底，让我们的身体得到净化。缓缓地呼一口气，将我们体内的污气、浊气统统排出，感觉我们的身体变得越来越轻，像蜻蜓一样轻盈。

现在，你的呼吸变得均匀、顺畅、自然，你心无杂念。仿佛进入绿色的大草原，阳光透过云层，散落在你的身上。蔚蓝的天空，微风轻轻地吹过，在微风的爱抚中，静听鸟儿愉悦的欢唱，一群悠闲的马儿、羊儿在吃草。远处潺潺流水的响声，让我们进入忘我的仙境。

慢慢坐起来，请大家把手在胸前搓热，轻轻地放在眼睛上，用你手掌的余温滋养一下双眼，减少眼部细小的皱纹。双手滑落到你的脸颊上，用食指轻轻地敲打一下。这样可以促进面部血液循环，达到美容养颜的功效。

放松双手回到双膝上，慢慢睁开双眼，感受一下明亮的世界。

感谢自己的坚持与努力，感谢瑜伽的专注与平静，让我们用最饱满的状态来面对一天的工作与生活，善待身边的每一个人、每一件事，感恩、感谢！

◎ **心理学小贴士**

心理学视角下的清晨唤醒仪式

在第十单元"清晨唤醒——沐浴清晨、享受时光"的主题引领下，倡导以一系列蕴含心理学深意的仪式，优雅地揭开每日的序幕。首先，设立一个蕴含正面能量的晨起仪式，让心灵与躯体在悠扬旋律或深沉冥想的引领下，缓缓自梦境中苏醒，迎接新日的曙光。

在唤醒身体的过程中，我们倡导采用温和而渐进的方式，避免急促的惊扰，让身心在自然的节奏中逐渐焕发活力。此外，适度的晨间锻炼，如轻柔的瑜伽体式或快步行走，不仅能够激发身体的潜能，更能促进大脑释放愉悦激素，为整日的精神状态注入活力。

同时，重视早餐的营养均衡，不仅是对身体的滋养，更是对心灵的呵护，为全天的挑战与机遇提供坚实的能量支撑。在宁静的清晨，不妨抽出片刻时光，对当日的任务与目标进行简要的规划，让每一步行动都显得有的放矢，充满效率与方向感。

最后，保持正面的自我对话，以积极的语言激励自我，树立自信与勇气，让这份内在的力量成为全天奋斗的不竭动力。引导我们优雅地享受每一个清晨的宁静与美好，同时也为全天的心理健康与高效生活奠定坚实的基础。

◉ 练习题

1. 清晨醒来后，哪种活动最能有效地帮助你唤醒身体并提升一天的精神状态？

A. 立即查看手机和社交媒体

B. 慢慢喝一杯温水，并进行几分钟的深呼吸

C. 回到床上再睡个回笼觉

D. 立刻开始高强度的晨练

2. 入静冥想后，你通常能感受到哪些积极的变化？（可多选）

A. 心情更加平静和愉悦　　　　　　　　B. 注意力更加集中

C. 身体疲劳感增加　　　　　　　　　　D. 对问题的思考更加清晰和有条理

3. 瑜伽练习是有效的压力管理工具，能够帮助个体减少压力反应，提升心理韧性。（　　）

A. √　　　　　　　　　　　　　　　　B. ×

4. 在瑜伽练习中，犁式主要对哪些方面产生积极地影响？

A. 迅速提升身体的柔韧性和灵活性

B. 立即消除所有身体和心理的压力

C. 促进血液循环，特别是到头部的血液供应

D. 增强核心肌群的稳定性和力量

5. 简述练习瑜伽有哪些益处

第十一单元

减压助眠——平静内心、感受祥和

第一讲　入静冥想——卸下烦躁与焦虑

扫码观看
教学视频

冥想引导词

　　请选择一个舒适的坐姿坐下，也可以直接躺下来。如果是坐姿，请准备毯子，并折叠放于臀部下方，以保持骨盆区域高于膝关节的位置，让双腿毫无压力地坐着。做好准备后请关闭双眼，放松身心，尝试着让你的大脑放松下来，让你的心安静下来，让你的身体随着呼吸慢慢地放松下来。

　　现在请将意识关注在呼吸的过程中，在感受呼吸不断趋于放松时，你的意识也会更加地内收和专注，随着意识的专注和集中，呼吸也会变得更加柔和且充满力量。用心去感受吸气时内心的释放和心胸的敞开，用心去感受呼气时身体和内心所有负面能量的释放，我们的身体在呼吸的滋养下不断地放松着……

　　现在请将你的意识继续向内去观察，慢慢地去感受内心深处的宁静与祥和的力量……你感觉到随着这柔和的呼吸，这种美好的感觉随着气血循环被运送到身体的每一个位置，你的手指和脚趾也被这种祥和的力量包围着，很舒服很放松……

　　接下来，请让你自己和自己独处一会儿……

　　吸气，我对身体微笑；呼气，我感觉身体很自在。

　　吸气，我对身体微笑；呼气，我释放身体里面的紧张压力。

第二讲　减压助眠

扫码观看
教学视频

扫码观看
教学视频

（一）仰卧儿童式

　1. 仰卧于垫面，膝关节弯曲，双脚平放在瑜伽垫上，手臂放松，双手平放在身体两侧。

　2. 膝盖向胸部靠近，双手位于膝关节，环抱膝盖，保持头部和肩膀紧贴瑜伽垫，但尾椎骨向上离开地面，保持姿势，通过鼻子缓慢、平稳地呼吸，吸气时延伸脊柱，呼气时双膝并拢，保持 2~3 分钟，慢慢恢复至起始姿势（见图 11-2-1）。

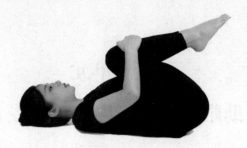

图 11-2-1

保健功效：

该体式可以伸展背部肌肉，还有舒缓神经、放松身心的功能。你有压力时可以随时练习该体式恢复体力。

（二）膝碰胸式

1. 仰卧于垫面，双腿伸直，两脚分开与髋同宽。

2. 双手抱住右小腿，并将右膝拉向胸部，左脚脚跟下压以保持左腿伸直，双肩放松，后背平贴在瑜伽垫上，保持姿势，通过鼻子进行缓慢、平稳的呼吸，保持2~3分钟，慢慢恢复至起始姿势，换反面练习（见图11-2-2）。

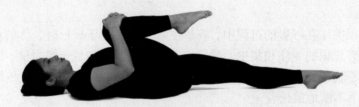

图 11-2-2

保健功效：

这是一个舒展髋关节的体式，可以温和地拉伸背部，并挤压胃部促消化。你可以清晨练习该体式，也可以睡前进行练习。

（三）快乐婴儿式

1. 仰卧于垫面，膝关节弯曲，双脚平放在瑜伽垫上。手臂放松，双手平放在身体两侧。

2. 双手抱住膝关节，将膝盖向胸部拉近，双膝分开朝向两侧腋窝，尾椎骨向下压，保持脊椎平直（见图11-2-3）。

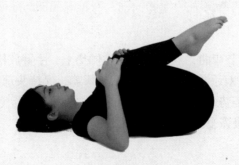

图 11-2-3

3．双臂从两腿之间向上伸，手指握住大拇趾，双膝保持弯曲（见图11-2-4）。

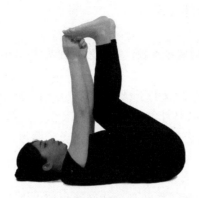

图11-2-4

4．向上拉双脚，直到脚掌完全朝上，注意保持臀部和头部始终着地，保持姿势，通过鼻子缓慢、平稳地呼吸，保持2~3分钟，慢慢恢复至起始姿势（见图11-2-5）。

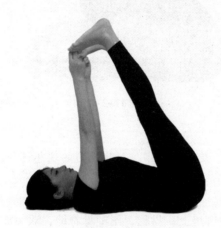

图11-2-5

保健功效：

这个经典的体势可以舒缓背部肌肉，并深度展开髋部和腹股沟，还可以全方位伸展身体。

（四）复习穿针式

1．双手和膝盖着地，手掌平放，手指向前。脊椎和颈部与地面平行，眼睛向下看。

2．吸气时，右臂向上抬起，眼睛看右臂，延展后背。

3．呼气时，右臂慢慢下落，从左侧腋窝处穿过，活动髋关节使上半身向左转，头部左转，屈左肘，右肩向下，右耳贴在瑜伽垫上。

4．保持臀部在膝关节正上方，左臂向前伸直，肘关节不要弯曲，左手掌贴在瑜伽垫上向下推，使背部伸展，保持3~6次呼吸。

5．吸气时，慢慢恢复至起始姿势，换手臂重复动作。

降低难度：

可以在头部下面垫瑜伽砖来支撑颈部。

增加难度：

弯曲左肘并将左手放左背部后面。

保健功效：

活动胸椎是这个扭转体式的练习目标，可以为后仰动作做准备，缓解背部肌肉紧张、痉挛。

（五）双腿背部伸展式

1. 长坐坐姿，双腿向前伸，双手于身体两侧放在瑜伽垫上，尾椎骨着地。

2. 双手向膝盖方向伸，同时骨盆前倾至最大限度。头部、颈部和双臂放松。膝关节稍微弯曲，双腿不必绷直，保持姿势2~3分钟，通过鼻子缓慢、平稳地呼吸，慢慢恢复至起始姿势。

降低难度：

可以坐在瑜伽砖上，用瑜伽砖帮助骨盆前倾。也可以在大腿和胸部之间放瑜伽枕来增加支撑，或者通过在膝盖下放小瑜伽枕来保持双膝弯曲（见图11-2-6）。

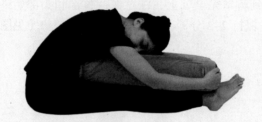

图 11-2-6

保健功效：

这一体式可以伸展全身，是放松身体、消除压力的理想选择。前倾动作会挤压胃部，因此也有促进消化的作用。

（六）蝴蝶式

1. 以舒适的姿势坐在瑜伽垫上，盘腿，尾椎骨着地，双手放在膝盖上。

2. 双脚脚心相对，用手将脚跟向腹股沟方向拉。

3. 尽量使身体前倾，直到自己的极限。双手分开置于体前，手掌平放在地面上。颈部放松，脊椎稍弯，保持姿势2~3分钟，通过鼻子缓慢、平稳地呼吸，慢慢恢复至起始姿势。

降低难度：

坐在瑜伽枕或折叠的瑜伽铺巾上以抬高臀部或者将瑜伽枕垫在腹部下方（见图11-2-7）。

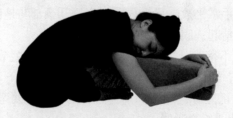

图 11-2-7

保健功效：

蝴蝶式是伸展腹股沟内侧最好的方法之一，也可以增加髋部柔韧性，并拉伸背部。

（七）天鹅式

1. 四脚式准备，脊椎和颈部与地面平行。

2. 左腿从身体下方穿过并向前伸，左腿膝盖弯曲，右腿向后伸直（见图 11-2-8）。

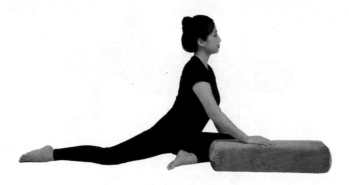

图 11-2-8

3. 瑜伽枕放在身体的右侧，身体向前时压住瑜伽枕，右臂向前伸展，左臂向后伸展，保持姿势 2~3 分钟，通过鼻子缓慢、平稳地呼吸（见图 11-2-9）。慢慢恢复至起始姿势，练习反方向。

图 11-2-9

保健功效：

打开髋关节，还能缓解身体下半部疼痛。练习时可以依靠重力让身体获得更大收益。

（八）仰卧脊柱扭转式

1. 仰卧于垫面，膝盖弯曲，双脚平放在瑜伽垫上。双臂置于体侧，膝关节弯曲（见图 11-2-10）。

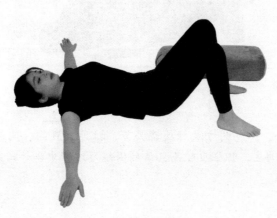

图 11-2-10

3. 双手和肩始终保持贴在瑜伽垫上，双腿都向左侧倾，直到左腿平贴地面，可以在膝关节下垫瑜伽砖或瑜伽枕（见图11-2-11）。头转向右侧，保持姿势2~3分钟，通过鼻子缓慢、平稳地呼吸，慢慢恢复至起始姿势，练习反方向。

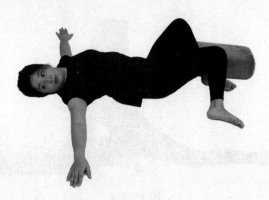

图 11-2-11

保健功效：

扭转脊椎可以轻压胃部促进消化。这个扭转体式也可以伸展背部，有助于你变得更灵活。

（九）仰卧蝴蝶式

1. 仰卧于垫面，或者将瑜伽枕放在一块瑜伽砖上，保持双腿伸直。两臂放在体侧放松，掌心向上。

2. 膝关节弯曲，双脚脚心相对。脚跟向腹股沟方向收，双腿放松，任由重力将它们拉向地面，保持姿势2~3分钟，通过鼻子缓慢、平稳地呼吸，慢慢恢复至起始姿势（见图11-2-12）。

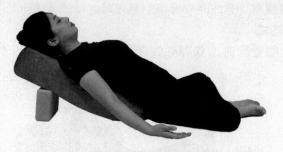

图 11-2-12

保健功效：

该体式以一种轻松、休息的方式舒展髋关节，拉伸腹股沟，同时有效增加髋关节柔韧性。该体式以被动拉伸为主，但强度较高，请确保练习过程中姿势始终处于舒适状态。

扫码观看
教学视频

第三讲　瑜伽休息术

休息术引导词——止念平静

请大家解开发髻，平躺于垫面之上，双脚打开与肩同宽，脚尖自然外展。双臂自然放于身体两侧，放松双手手指，自然弯曲。

现在请大家调整呼吸，我们感觉到呼吸顺畅，变得深长而均匀。现在我将说出身体的各个部位，请大家放松它，将注意力集中于此。如果跟不上我的声音，请不要着急，慢慢来。让我们来慢慢地感受我们身体每个部位的放松。

请大家慢慢放松脚趾、脚掌、脚跟、脚踝，放松小腿肌肉、膝盖、大腿肌肉、臀部、骨盆、腹内脏器，慢慢放松我们的肩部、大臂、肘部、小臂、双手、手指。现在让我们把注意力转移到腰部，慢慢放松我们的下背、中背、上背，然后慢慢放松我们背部的脊椎，一节一节地慢慢放松，放松我们的颈椎，颈部的肌肉也慢慢地在放松。现在放松我们的头部，一根一根的发丝、眉毛、眼睛、鼻子、耳朵、嘴唇、下颌。

现在的我们很放松很放松。感觉到身体里有一股新鲜的气血在流淌着，给我们的身体注入无与伦比的能量。现在的我们很轻很轻，轻得像一片羽毛，静静地飘浮在空中。让我们化作一只洁白的海鸥展翅翱翔于一片湛蓝的汪洋之上，此刻的海面如此平静，犹如一面清澈的明镜，没有一丝的瑕疵，就像我们幻想的生活，没有一丝的波澜，宁静而平和。

从现在开始，请对自己的身体保持高度的知觉，对自己说，我没有睡着，我在做瑜伽休息术。现在的我，充满了能量，能够很好地面对一切。轻轻地活动我们的双手、双脚。将掌心于胸前搓热，温暖我们的双眼，抚平我们岁月的细纹；再次于胸前搓热，温暖我们的颈部。

心理学小贴士

以心理学为基，寻内心之宁

面对挫折、挑战与风险，人体会自然释放压力激素，激发潜能，使我们进入应激状态，以应对外界环境的考验。然而，若长期处于应激状态而不加干预，将严重损害身心健康，影响消化系统、免疫系统、睡眠系统及情绪系统的正常功能。因此，积极应对压力，培养积极情绪成为关键。通过感恩练习、乐观思维与分享快乐，我们能够提升主观幸福感，增强心理弹性，进而有效缓解压力。同时，放松身心同样重要，深呼吸、冥想与正念练习，以及建立规律的睡眠习惯，都是通往内心平静的有效路径。此外，保持健康的生活方式，包括适量运动、均衡饮食与积极的社交互动，也是减压助眠不可或缺的环节。通过综合运用这些方法，我们能够逐步减轻压力，拥抱宁静的夜晚，享受平和的内心世界。

◎ 练习题

1. 在入静冥想过程中，如果发现自己的思绪不断飘走，应该（　　）。

A. 立即停止冥想，认为自己不适合练习

B. 强迫自己清空大脑，停止所有思绪

C. 轻轻地将注意力带回到呼吸或其他冥想对象上

D. 忽略它，让思绪自由飘荡

2. 瑜伽休息术对于改善睡眠质量具有哪些积极作用？（多选）（　　）。

A. 降低应激激素水平，减少睡前紧张感

B. 加深呼吸，促进身体放松

C. 引导心灵进入深度放松状态，为睡眠做准备

D. 直接导致快速入睡，无需其他助眠措施

E. 增强身体免疫力，间接提升睡眠质量

3. 瑜伽休息术是一种通过身体运动和体式练习来达到深度放松和恢复的方法。（　　）

A. √　　　　　　　　　　　　　　　B. ×

4. 瑜伽体式练习中，关于仰卧儿童式的描述，正确的是（　　）。

A. 该体式主要在瑜伽练习开始前进行，用于热身

B. 练习时，需要保持身体完全挺直，双手高举过头

C. 仰卧儿童式有助于放松背部和颈部肌肉，促进身心平静

D. 该体式对增强腹部核心力量有显著效果

5. 简述瑜伽与一般体育运动的不同之处。

第十二单元

双人瑜伽——互助协作、体会双赢

双人瑜伽由两个人共同参与瑜伽体式练习，相互之间通过呼吸和动作的协调，互借对方的能量共同协作、默契配合完成瑜伽体式动作。双人瑜伽更重视分享、交流和互助，在增加了瑜伽乐趣的同时，练习者之间的关爱、友情、信任、合作精神也随之提高。练习双人瑜伽时，在注意自己的动作和呼吸的同时，也要关注对方，感觉对方的要求与不适，随时调节自己的动作、位置及力量，相互间的适应和配合是练习的关键。

双人瑜伽练习注意事项：

1. 尽量和身高相当、水平相近的同伴练习。
2. 不要刻意追求造型美和高难度。
3. 双方在练习中要进行交流，询问对方动作可做到的程度。
4. 虽然比传统瑜伽更具有趣味性，但听从教练指导也是必要的。

第一讲　入静冥想——沟通、理解与宽容

扫码观看
教学视频

休息术引导词——止念平静

双人背靠背简易坐姿坐于垫子中间，各自调整好身体的位置，找到最舒服的练习位置，两个人相互依靠，顺着对方后背的力量，脊柱尽可能贴合着自然向上延展，双人的肩胛骨相互靠近，双肩下沉，后脑勺尽量靠在一起，双手侧平举打开，手臂缠绕掌心相对。首先，关注各自的呼吸，呼吸稳定后，随着呼吸时身体的起伏感受到对方的呼吸，慢慢地调整呼吸节奏，让两人的呼吸尽可能趋于一致，吸气时双人手臂向上推至45度，随着呼吸双人手臂向下放于体侧，松开缠绕的手臂，双手手指互相交扣。

身体稳定后，请将意识关注在呼吸时能量的传递上。

吸气时，打开你的内在。呼气时，向对方传递你的关爱和理解。

吸气，身体慢慢地向外扩张，同时你也能够感受到对方向外扩张的力量，告诉自己，要敞开和包容。呼气，身体慢慢地向内收敛，同时你也能够感受到对方内收时的身体变化，此时告诉自己要稳定和接纳，多进行几次这样的协同呼吸……

现在请将意识回收，双手合十，大拇指对着眉心，感谢身边同伴的理解与参与。

扫码观看
教学视频

第二讲　双人瑜伽

（一）背部伸展与鱼式组合

1. 双人背靠背长坐坐姿，做鱼式的同学双腿膝盖弯曲（见图 12-2-1 ）。

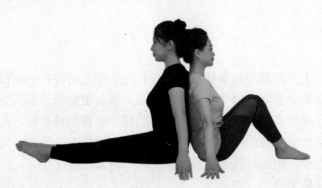

图 12-2-1

2. 吸气时，双人双手臂向上抬起至耳侧（见图 12-2-2 ）。

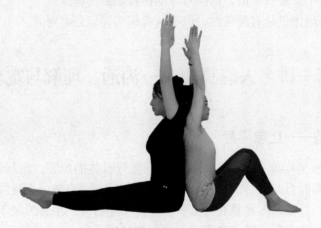

图 12-2-2

3. 呼气时，双人始终后背贴紧，做背部伸展式的同学上体向前屈，做鱼式的同学身体向后仰，躺在同伴的后背上，挺胸抬头，臀部夹紧，保持这个姿势，3~6 次呼吸（见图 12-2-3 ）。

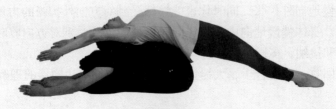

图 12-2-3

4. 吸气时，双人后背贴紧，还原到开始姿势。

保健功效：

使腹部和其他内脏器官得到伸展。扩展胸部，对消除支气管炎有好处，促进深长呼吸，背部区域得到扩展，肩关节放松，让一股新鲜血液滋养脊柱神经。

（二）双人半莲花坐背部伸展式

1. 双人并排，面向前方长坐坐姿，外侧腿膝盖弯曲，脚掌抵住大腿根部（见图12-2-4）。

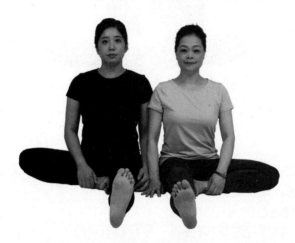

图 12-2-4

2. 吸气时，脊柱向上延伸并向内侧扭转，彼此掌心相对（见图12-2-5）。

3. 再次吸气时，后侧手臂向后上方伸展，眼睛注视手指尖。

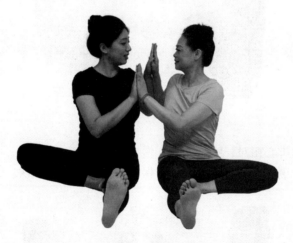

图 12-2-5

4. 呼气时，上体前屈，抓住对方的脚尖。双眼再回看向后上方，保持这个姿势3~6次呼吸（见图12-2-6）。

5. 吸气时，拉起上体，还原至第2步的姿势。

6. 呼气时，身体转向正面，放下手臂。

7. 交换位置，练习反方向。

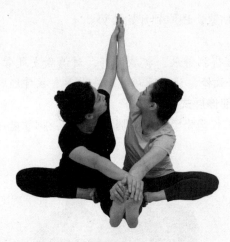

图 12-2-6

保健功效：

使肾脏、脾脏得到温和的挤压与按摩，背部的扭转可以紧实腰腹部肌肉。练习过程中要多询问对方的身体感受，这才是双人瑜伽的精华所在。

（三）双人 V 字平衡式

1. 坐姿，屈膝，收紧腹部，后背挺直，彼此双手相握（见图 12-2-7）。

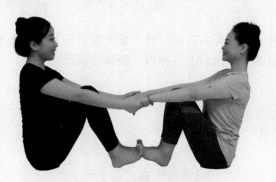

图 12-2-7

2. 吸气时，单腿脚心相对，脚背绷直，慢慢伸直膝盖。

3. 再次吸气时，缓缓地伸直另一侧腿，保持均匀的呼吸 3~6 次。（见图 12-2-8）

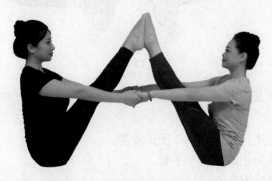

图 12-2-8

4. 呼气时，单腿落下，还原到开始姿势。

> **注意：**
> 尽量收紧腹部，后背挺直。初学者可以微微弯曲膝盖，避免肌肉拉伤。

保健功效：

V 字式强壮腹部肌肉，消除腹部脂肪，促进肠道蠕动，改善消化功能。

（四）双人半脊柱扭转式

1. 二人面对面坐在垫子上，一位左腿膝盖伸直，右腿弯曲，而另一位位置交换，彼此面对面相握（见图 12-2-9）。

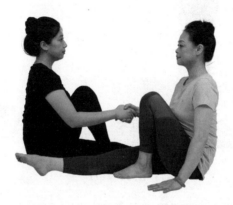

图 12-2-9

2. 吸气时，左手绕至体后，彼此双手交叉相握，感受脊柱的延伸，双眼看着对方。

3. 呼气时，缓缓地将身体向左后方转动，目视左后方，保持这个姿势 3~6 次呼吸（见图 12-2-10）。

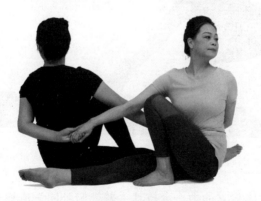

图 12-2-10

4. 呼气时，慢慢还原。

5. 交换位置练习反方向。

保健功效：

伸展脊柱，使脊柱更加柔软；强健双腿、背部肌肉，防止背痛和腰部风湿痛；感受双臂拉力带给彼此的肩背按摩。

（五）蛇式与幻椅式组合

1. 一位同学俯卧于地面，另一位同学两腿分开，站在其后方（见图12-2-11）。

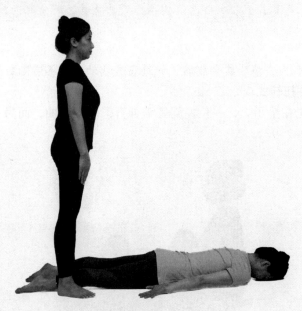

图 12-2-11

2. 呼气时，站立的同学膝盖弯曲，身体前倾，握住同伴的双手（见图12-2-12）。

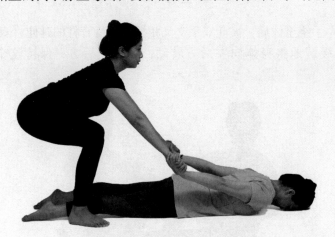

图 12-2-12

3. 吸气时，利用上体直立的力，牵拉其手臂，俯卧同学成蛇式，站立同学成幻椅式。这个姿势保持3~6次呼吸（见图12-2-13）。

保健功效：

幻椅式使两腿更强健，增进体态平衡稳定，并矫正不良姿势。通过双人的辅助练习，练习蛇式的同学，可以达到一个新的幅度，充分伸展背部，柔软脊柱。注意：将同学拉起和放下时，要轻柔缓慢，刚开始配合需要询问对方的感受。

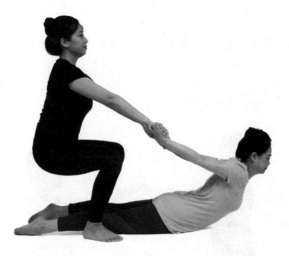

图 12-2-13

（六）双人树式

1. 两人并肩山式站姿（见图 12-2-14）。

2. 吸气时，两人分别将外侧脚踩在另一条腿的大腿内侧，膝盖向侧面打开，内侧手臂上伸，掌心相对（见图 12-2-15）。

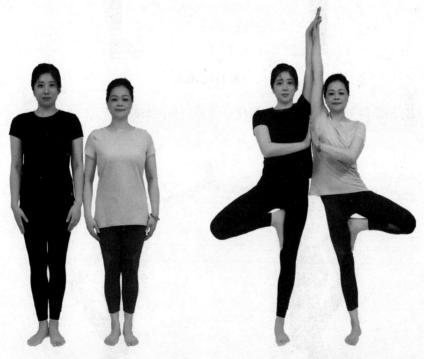

图 12-2-14　　　　　　　　　　　　　　图 12-2-15

3. 呼气时，外侧手臂侧平举，掌心向下，保持平衡和顺畅呼吸，手臂收向内侧，与对方两掌合十。感受力量自下而上向上延伸，由腿部进入脊椎直至手臂、手指，保持3~6次呼吸，还原练习另一侧。

保健功效：

有助于保持身体平衡及注意力的高度集中，改善臀部和腿部韧带的弹性，修饰身体线条，增强自信心。

（七）双人舞王式

1. 双人面对面站好，伸出靠身体里侧的手臂，双手搭在一起为支撑点（见图12-2-16）。

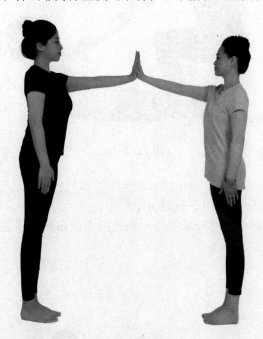

图 12-2-16

2. 双人分别做舞王式。吸气时，握住身体外侧腿的脚踝（见图12-2-17）。

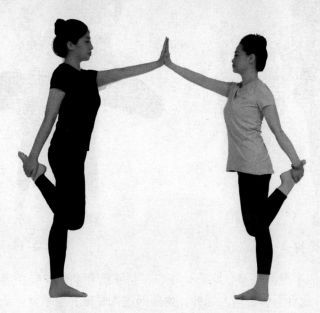

图 12-2-17

3. 再次吸气时，腿向后方伸展，向上（见图 12-2-18）。双人合作找到一个平衡点，保持身体的稳定。均匀呼吸 3~6 次。

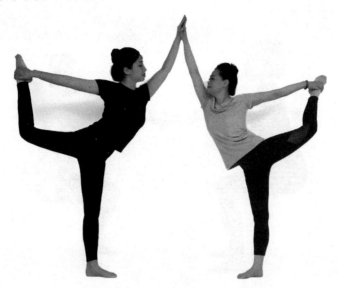

图 12-2-18

4. 呼气时，落腿，落手，还原到站姿。

5. 双人交换方向，继续练习。

保健功效：

这个平衡姿势使肩胛骨得到完全运动，胸部得以完全扩张，伸展肩膀、胸部、大腿、腹股沟和腹部，强健腿和脚踝，整个脊椎从这个姿势中得到益处，提高平衡感。

（八）双人幻椅式

1. 面对面站立，双腿打开与肩同宽，脚尖向前，与对方双手相握（见图 12-2-19）。

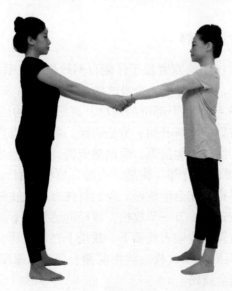

图 12-2-19

2. 吸气时，脊柱向上延伸。

3. 呼气时，慢慢下蹲，背部伸直，大腿与地面尽量平行，小腿与地面保持垂直，保持3~6 次呼吸（见图 12-2-20）。

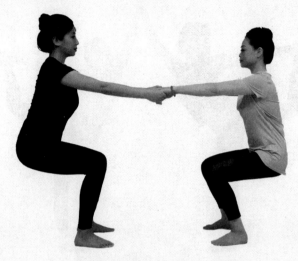

图 12-2-20

4. 吸气时，慢慢站起，收腿还原。

保健功效：

双人幻椅式使两腿更强健，增进人体的平衡稳定，并矫正不良姿势。同时，还可以扩展胸部，增强双踝的力量与稳定，强壮腹部器官，缓和按摩心脏。

第三讲　瑜伽休息术

扫码观看
教学视频

休息术引导词——止念平静

现在，让我们仰卧在垫子上，双臂位于体侧自然放松，双手掌心向上，手指自然弯曲，双脚、双膝向两侧自然分开，舒展背部，全身放松。

我将自下而上，念出你身体各个部位的名称，请跟随我的话语，去想象你身体的各个部位，正在轻轻地放松。我们由双脚开始，放松脚趾、脚心、脚背、脚后跟、脚踝；放松小腿、小腿胫骨、膝盖、膝盖窝、大腿前侧、后侧的肌肉，完全地放松。放松大腿根部、股盆区域，完全地放松。放松腰部、背部、胸部、头部。放松双肩、大臂、肘关节、小臂、手腕、掌心、掌背，一直到手指，完全地放松。我们将注意力关注在背部，感觉背部肌肉群正紧紧地贴住垫子，整根脊柱正在一节一节放松，放松的感觉自下而上，贯穿全身，感觉放松后的身体变得很沉很沉，重得像要陷入地面下。放松下巴、双耳、后脑勺、头顶、头顶的百会穴，直到每一根发丝都得到完全放松，放松前额、眉毛、眼睛、鼻子、脸颊、嘴唇、牙齿，我们的面部也得到了完全放松。

想象此刻的我们离开了瑜伽教室，远离了喧嚣的城市，我们走进了一片森林中，放眼望去，茂密的丛林，嫩绿的草地，鲜艳的野花；我们走在石子的小路上，柔和的阳光透过树叶的空隙渗透进来，星星点点的，照射在我们身上，柔柔的，暖暖的，我们闭上眼睛，张开臂膀，去感受大自然的气息，阵阵微风吹过，闻着沁人心脾的清香，我们的身体仿佛融入了花的海洋。我们还听见了潺潺的溪水声，顺着小路走去，我们来到了一条小溪边，溪水缓缓流淌，我们俯下身去，捧起一抹清凉的溪水，将这溪水拍打在面部，洗去了一身的疲惫，感觉我们的身体变得轻快许多，越来越轻，越来越轻，仿佛将要随着那潺潺的溪水缓缓流走，流向我们理想的心灵居所。

心理学小贴士

携手并进的心灵之旅

双人瑜伽不仅仅是一项身体锻炼，它深刻地融入了心理学的智慧。在练习过程中，参与者通过共同的目标追求，增强了社会认同与归属感，感受到自己是团队中不可或缺的一部分。同时，双方之间可以建立高度的信任与依赖关系，彼此成为对方稳定的支持与依靠。

信任，是双人瑜伽中不可或缺的基石。在练习过程中，每一个细微的动作都需要双方的信任与依赖。无论是平衡的维持，还是力量的传递，都建立在彼此无条件的信任之上。这种信任不仅促进了动作的顺利完成，更在无形中加深了双方之间的情感交流与理解。

而沟通，则是连接双方心灵的桥梁。在双人瑜伽中，参与者需要时刻保持敏锐的感知力，通过言语或肢体语言及时传达自己的意图与感受。这种有效的沟通方式，不仅有助于动作的协调与配合，更让双方在情感层面上达到了高度的共鸣与理解。

此外，双人瑜伽还促进了自我认知与自我接纳的深化。在不断的挑战与突破中，参与者逐渐认识到自己的能力与局限，学会了更加客观地看待自己。他们开始接纳自己的不完美与缺点，并以此为动力不断前行。这种自我认知与接纳的态度，让他们变得更加自信与从容，也更加珍惜每一次的成长与变化。

总之，双人瑜伽不仅仅是一项身体锻炼活动，它更是一场心灵的修行之旅。在互助协作与共同成长的道路上，参与者不仅收获了健康的体魄与柔韧的身体，更在心灵深处种下了信任、理解、接纳与爱的种子。这些宝贵的财富将伴随他们走过人生的每一个阶段，成为他们最坚实的后盾与最温暖的依靠。

练习题

1. 双人瑜伽中，最重要的核心理念是（　　　　）。
A. 个人表现与竞争　　　　　B. 自我挑战与极限突破
C. 互助协作与心灵连接　　　D. 体式难度与技巧展示
2. 在双人瑜伽练习中，背部伸展体式与鱼式相结合，以下哪种描述最准确地反映了这种组合的特点？（　　　　）

A．强调双方独立完成各自体式，互不干扰

B．双方需紧密协作，通过对方的力量增强背部伸展和放松效果

C．主要侧重于增强背部肌肉力量，适合高强度训练

D．仅适用于有一定瑜伽基础的练习者，初学者难以掌握

3．双人瑜伽作为一种独特的身心锻炼方式，其益处不仅仅局限于身体层面，还包括哪些方面的提升？（多选）（　　　　）

A．增进练习同伴之间的情感交流

B．强化身体核心力量，提升身体稳定性与平衡感

C．培养团队合作意识，增强社会适应能力

D．促进自我反思与成长，提高自我认知与接纳

E．减轻压力与焦虑，提升心理健康水平

4．双人瑜伽的精髓在于通过相互协作与支撑，不仅能够提升个人的身体柔韧性和力量，同时也促进了情感交流与心理层面的连接。（　　　　）

A．√　　　　　　　　　　　　　　　　B．×

参考文献

［1］大卫·凯尔.功能性瑜伽解剖学.［M］.李诗源，译.北京：北京科学技术出版社，2021.

［2］IYENGAR B K S.瑜伽教师基础指南［M］.田燕，译.杭州：浙江大学出版社，2017.

［3］张斌，姜庆.瑜伽：从入门到精通［M］.青岛：青岛出版社，2021.

［4］PAL R. Yoga – exploring the health benefits and diverse dimensions［M］. IntechOpen：2024–01–01. DOI：10.5772/INTECHOPEN.1000297.

［5］KONECKI T K, PLACZEK A, TARASIUK D. Experiencing the Body in yoga practice：meanings and knowledge transfer［M］. Oxford：Taylor and Francis.

［6］朱丽叶·弗雷德伯格.办公室瑜伽［M］.银川：宁夏人民出版社，2006.

［7］马晋伟.双人瑜伽艺术［M］.北京：清华大学出版社，2021.

［8］卡桑德拉·莱因哈特.阴瑜伽［M］.北京：中国轻工业出版社，2018.

［9］张蕙兰.蕙兰瑜伽.［M］.南京：江苏科学技术出版社，2012.

［10］汪潇，张东炜.大健康视域下健身瑜伽赋能女大学生身心健康的路径研究［C］// 湖北省体育科学学会.第一届湖北省体育科学大会论文集（第一册）.黄冈师范学院，2023：3.DOI：10.26914/c.cnkihy.2023.078150.

［11］陈岩.哈他瑜伽对女大学生体质健康干预效果的研究［C］// 江西省体育科学学会，全国学校体育联盟江西省分联盟，江西省体育学学科联盟，华东交通大学体育与健康学院.第四届"全民健身 科学运动"学术交流大会暨运动与健康国际学术论坛论文集.华东交通大学体育与健康学院，2023.

［12］刘成，刘兰娟，俞东寿，等.瑜伽冥想对大学生心理效应的影响及其作用机制研究［C］// 中国体育科学学会.第十三届全国体育科学大会论文摘要集——专题报告（运动心理分会）.东华大学体育部，上海师范大学体育学院，2023.

［13］唐一伟.瑜伽对健康和幸福的九种好处［J］.健与美，2024（5）：82-83.

［14］尹珊珊，李跃.以瑜伽文化缓解大学生学习倦怠［N］.新华日报，2024-01-19（015）.

［15］郭育伟.基于数理统计法探讨瑜伽训练对高校男生身体机能的影响［J］.兰州文理学院学报（自然科学版），2024，38（1）：115-118.

［16］顾玉莎，王安治，高永奇.瑜伽对女大学生健康影响的综述［J］.当代体育科技，2023，13（36）：133-135.

［17］高珊珊.高校瑜伽课程对大学生体质影响的实验研究［J］.冰雪体育创新研究，2023（21）：156-161.